大肠癌防治专家解读

主 审：王国斌　陶凯雄

主 编：王　征

参 编：（以姓氏笔画为序）

付达安　付浩宇　代佳豪　刘志博　李孝琼

张　培　余向南　周　铖　郝　璐　袁　野

徐鲁明　路小欢　戴　拯

华中科技大学出版社
http://www.hustp.com
中国·武汉

图书在版编目（CIP）数据

大肠癌防治专家解读 / 王征主编 . —武汉：华中科技大学出版社，2022.1

ISBN 978-7-5680-7830-6

Ⅰ . ①大… Ⅱ . ①王… Ⅲ . ①大肠癌 – 防治 Ⅳ . ① R735.3

中国版本图书馆 CIP 数据核字 (2021) 第 266154 号

大肠癌防治专家解读
Dachang' ai Fangzhi Zhuanjia Jiedu

王征　主编

策划编辑：居　颖

责任编辑：曾奇峰

封面设计：王玉玲

责任校对：李　弋

责任监印：周治超

出版发行：华中科技大学出版社（中国·武汉）　　电话：（027）81321913

　　　　　武汉市东湖新技术开发区华工科技园　邮编：430223

录　　排：华中科技大学惠友文印中心

印　　刷：武汉科源印刷设计有限公司

开　　本：880mm×1230mm　1/32

印　　张：5

字　　数：101 千字

版　　次：2022 年 1 月第 1 版第 1 次印刷

定　　价：39.80 元

内容简介

　　大肠癌是全球常见的恶性肿瘤之一，我国大肠癌发病率和死亡率逐年上升。本书以问题交互的方式深入浅出地介绍了大众关心的大肠癌防治基本问题。全书共分为6篇，即基础篇、预防篇、住院篇、手术篇、术后篇、案例介绍篇，内容包括正常和生病的大肠、大肠癌预防、大肠癌手术治疗、大肠癌术后放化疗、大肠癌术后复查等，并附有真实案例分享。本书力主轻松活泼、图文并茂，向大众积极科普大肠癌防治的基本知识。

　　本书可以作为大众科普书籍，也可供医院一线医疗工作者参考。

主编简介

王　征

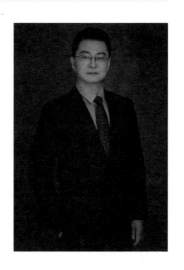

　　华中科技大学同济医学院附属协和医院胃肠外科教授、主任医师、博士生导师，华中科技大学外科学博士、美国杜克大学基因组学和遗传学博士、美国杜克大学博士后、斯坦福大学助理研究员，湖北省"楚天学者"特聘教授、湖北省"百人计划"专家。现任中华医学会外科学分会结直肠外科学组委员、中国研究型医院学会微创外科学专委会青委会副主委、湖北省医学会结直肠肛门外科学分会副主任委员、湖北省医学会理事、湖北省医学会普通外科分会转化医学与实验外科学组组长等职务。

　　一直从事胃肠疾病的外科诊治工作，擅长结直肠癌微创诊治，率先在中南地区开展遗传性结直肠癌规范化诊疗研究，牵头多项全国多中心临床研究，受邀参编《中国直肠癌手术吻合口漏诊断、预防及处理专家共识

（2019版）》《新型冠状病毒肺炎疫情期间结直肠癌外科诊治策略中国专家共识》等多部临床权威共识。

近年围绕胃肠肿瘤的防治研究，共发表SCI论文92篇（含封面文章16篇），其中IF>10的论文共20篇。国家/国际发明专利申请32项，授权12项。相关成果已在全国十余家大型综合性医院推广。参编人民卫生出版社教材及国外权威教材4部。先后获湖北省杰出青年基金、美国斯坦福大学院长奖、湖北省科技进步奖一等奖、湖北省医学青年拔尖人才、武汉市"黄鹤英才"、武汉市中青年医学骨干人才等荣誉。

序

改革开放四十多年来，我国医疗卫生事业发生了翻天覆地的变化，覆盖城乡的医疗卫生体系逐渐形成，医疗保障水平不断加强，人民群众的健康状况得到明显改善，幸福感不断攀升。然而我们也看到，由于人民群众生活环境的改变以及生活水平的提高，常见的疾病谱已发生深刻变化，肿瘤、心脑血管疾病等的发病率显著上升，成为影响人民群众身体健康和生命安全的主要病种。每个人都是自身健康的第一责任人，但一些人不知道疾病要早防治、早发现，不知道很多病是吃出来的，不知道很多流行病是有季节性的……因此，健康科普具有非常重要的意义。

我们的医学专家除了要攻坚科研难题外，还应把所学知识用到社会上，提升全民的健康素养，很多病可以预防，做到健康科普、防患于未然。为全面贯彻落实习近平总书记关于"科技创新、科学普及是实现创新发展的两翼"重要讲话精神，2020年8月我们成立了全国首个院士健康科普工作室，依托一批一流专家团队，开展一系列群众关心关注的健康科普活动。本书主编王征教授是一位优秀的青年科学家，从美国杜克大学学成归国以来，他在胃肠外科和转化医学领域取得了不错的成绩，同时面向社会大众积极开展胃肠肿瘤医学科普宣介。本书便是用通俗易懂的语言向大众传播科学、权威的大肠癌防治知识，以提高公众医学基本素养，加快推动大肠癌预防关口前移，进一步助力补齐公共卫生体系短板。

科普工作是一项"润物细无声"的浩繁工程，广大科学家、科技工作者要勇于成为传播科学的开路者。国家卫生健康委、科技部等 10 部委印发的《健康中国行动——癌症防治实施方案（2019—2022 年）》提出到 2022 年，癌症防治核心知识知晓率达到 70% 以上。我认为要实现此目标，需要广大同道一起努力，本书的出版将为大肠癌防治相关知识的普及做出一定贡献，希望今后能有更多优秀科普作品以飨读者。

陈孝平

中国科学院院士

亚太腹腔镜肝切除推广与发展专家委员会主席

武汉医学会会长

前言

大肠癌是全球常见的恶性肿瘤之一。2015年，中国大肠癌发病率和死亡率分别居于肿瘤第3位和第5位；2020年，湖北省大肠癌发病率和死亡率均位列肿瘤第4位。大肠癌的预防和治疗形势严峻，已经成为我国肿瘤治疗领域不容忽视的问题。

随着人民经济水平的不断提高，人民健康成为民族昌盛和国家富强的重要标志。党和国家提出了"健康中国"战略，没有全面健康，就没有全民小康。要将人民健康放在优先发展的战略地位，坚持预防为主，倡导健康文明生活方式，预防控制重大疾病。做好疾病预防工作，便要从普及健康知识做起，进而提高公众的科学素质。社会大众往往谈"癌"色变，甚至对肿瘤存在认识误区，只有了解疾病才能战胜疾病。作为医疗工作者，向大众积极科普宣传医学知识，是我们的责任和义务。

本书图文并茂地介绍了大肠癌防治中大众关心的基本问题，以问题交互的方式深入浅出地向大众科普，是一本通俗易懂的科普图书。本书的编者在一线医疗活动中经验丰富，编撰过程中认真斟酌推敲。本书既可以作为大众科普书籍，也可供医院一线医疗工作者参考。本书的编写得到了华中科技大学同济医学院附属协和医院胃肠外科各位同仁的大力支持，在此致以衷心感谢。

由于编者水平有限，书稿中难免有纰漏或不尽如人意的地方，诚恳地希望各位专家及读者提出宝贵意见，以便再版时进一步修订。

我们相信，在广大医疗工作者的大力科普参与下，社会大众对大肠癌将会有更加清晰深刻的认识，也将对大肠癌的防治产生积极的推动作用。

目录 CONTENTS

基础篇

正确认识大肠癌

正常的大肠

大肠的位置在哪里?

俗话说,民以食为天!那你知道我们每天摄入的食物是怎样在人体内一步步消化从而提供身体所需的营养和能量吗?消化系统在其中发挥着不可替代的作用。消化系统是由消化道和消化腺两个部分组成的。消化道是指从口腔到肛门的管道,其各部的形态各异,功能也不相同,可分为口腔、咽、食管、胃、小肠(十二指肠、空肠、回肠)和大肠(阑尾、盲肠、结肠、直肠和肛管)。消化腺则包括口腔腺、肝、胰和消化管壁内的许多小腺体。大肠作为人体的最后一段消化管道,是消化系统的重要组成部分。它居于腹中,其上口在回盲部接小肠,其下端连接肛门。全程形似方框,围绕在空肠、回肠的周围。

大肠的组成

　　大肠起自回肠，主要包括阑尾、盲肠、结肠、直肠和肛管五个部分。

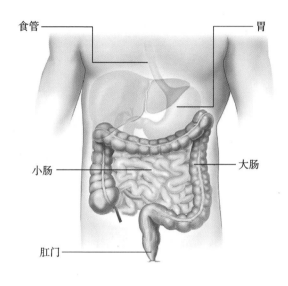

食管

胃

小肠

大肠

肛门

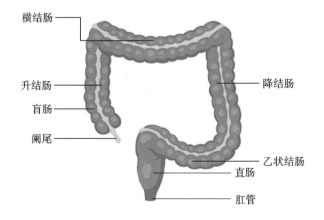

横结肠

升结肠

盲肠

阑尾

降结肠

乙状结肠

直肠

肛管

阑尾想必大家都不陌生。阑尾是一段细小的管腔，形如蚯蚓，长 6～8 cm，在我们体内可以参与机体的免疫过程。虽然它不起眼，但一旦"发起威"来——比如当阑尾管腔内阻塞及（或）细菌侵入时，会发生急、慢性阑尾炎，疼痛难忍，让人难以招架。倘若再出现转移性右下腹痛、固定反跳痛、恶心呕吐等症状，千万不可掉以轻心。

与阑尾相连的盲肠主要用来消化膳食纤维，其长度约为 6 cm，向上连接升结肠，向左与回肠相连。盲肠中有回盲瓣，类似一个开关，只允许食物残渣从小肠向大肠单向通过，不仅有利于营养物质在小肠的充分吸收，而且可防止大肠内食物残渣向小肠逆流。由于进化过程中人们所摄入的食物越来越精细，所以盲肠在人们身上所发挥的作用并没有兔子之类的食草动物那么显著。

结肠是介于盲肠与直肠之间的一段大肠，在成人中平均长度约为 150 cm，整体呈"M"形，围绕在空肠、回肠的周围，按照在腹腔内的位置走行细分为升结肠、横结肠、降结肠和乙状结肠四个部分。乙状结肠系膜在中段幅度较宽，所以乙状结肠中段活动范围较大，成为乙状结肠扭转的因素之一，同时乙状结肠也是憩室和肿瘤等疾病的多发部位。

直肠位于盆腔内，长 12～15 cm，虽然称为直肠，但它却有两个明显的弯曲，因此临床医生在做直肠镜或者乙状结肠镜检查时，会更加注意这些弯曲部位，从而减少对肠壁的损伤。肛管作为最后一段肠管，主要用来排泄机体废物，平时呈环状收缩封闭肛门，防止大便失禁，同时很多肠道相关的内镜检查也是由此进入。

大肠的作用

当食物进入大肠后，消化任务已经被胃和小肠完成了一大半，只剩下一些食物残渣，此时大肠开始发挥它的主要作用。大肠的主要功能是吸收水分、维生素和无机盐，并将这些食物残渣转化为粪便从而排出体外。

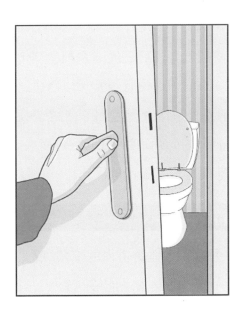

那么大肠主要通过哪些形式来进行工作呢？

（1）袋状往返运动：安静和空腹时最常见的一种运动形式。

（2）分节推进和多袋推进运动：顾名思义，就是我们在进食时肠道内容物在大肠环形肌的作用下被一节节推移到下一段。

（3）蠕动：大肠的蠕动可以将这段肠管闭合并排空。

（4）排便：食物残渣在结肠内停留的时间较长，一般在 10 小时以上。在这一过程中，食物残渣中的一部分水分被结肠黏膜吸收，剩余部分经肠道内细菌的发酵和腐败作用后形成粪便。正常人的直肠内没有粪便，肠蠕动将粪便推入直肠后，经一系列冲动传导，即可发生排便反应。人们若对便意经常予以制止，将使直肠对粪便刺激逐渐失去正常的敏感性，加之粪便在肠道内停留过久，水分吸收过多而变得干硬，进而引起排便困难，这就是功能性便秘最常见的原因。

肠道的菌群

我们将生活在人体肠道内的细菌统称为肠道菌群。肠道菌群在人体内的总重量能够达到 1 ～ 1.5 kg，包含的细菌细胞总数是人体细胞总数的 10 倍，而细菌的种

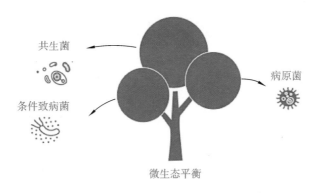

共生菌

条件致病菌

病原菌

微生态平衡

类能够达到 1000 多种。它们长期定植在肠道中，但是绝大多数不会对人体发起攻击。那肠道菌群主要起什么作用呢？我们将肠道内的细菌按照功能分成了三种类型，分别是共生菌、条件致病菌和病原菌。共生菌即与生物体共同生存的细菌，对人体有益，经过漫长的进化，人体为细菌的生活提供生存场所和营养，而这些细菌则为人体产生有益的物质和保护人类健康，如乳酸菌、双歧杆菌等，就是生活中较常见的共生菌，大家经常喝的酸奶内就含有大量乳酸菌。条件致病菌更像是肠道内的"墙头草"，如大肠杆菌等，当它们的数量不占优势时，就会在肠道内"装可怜"，帮助人体合成点营养物质；一旦其数量占优，使肠道菌群失去了平衡，它们就会"揭竿而起"，在肠道内为非作歹，危害我们的身体健康。病原菌是人体内的"害群之马"，如沙门菌、致病性大肠杆菌等，它们会导致我们的身体发生各种各样的疾病。

正常的粪便

人类每天需要消耗大量食物，同时也要排出大量废物。粪便作为这些废物之一，可以在一定程度上反映人体的健康状况，那么正常的粪便具有哪些特征呢？

性状：条状软便不粘连。正常的粪便多为条状软便，在便池内不粘连，能浮在水面，水冲即净。糊状、没有干结成块的粪便也属正常。食物中蛋白质含量高时，粪便会偏硬，近似黏土；碳水化合物含量高时，粪便则偏软或成糊状。

颜色：黄色或黄褐色。正常的粪便呈现黄色或黄褐色。摄入奶制品时，粪便多为淡黄色；吃较多绿色蔬菜时，粪便会偏绿色；吃肉较多时，粪便为棕黄色；吃动物血、肝，或服用某些中药时，粪便会发黑。

气味：带有微臭。由于细菌分解产生的粪臭素等，正常的粪便是微臭的，爱吃肉的人气味会重一些，素食者味轻。如果臭得难以忍受，可能存在健康问题。刺鼻酸味、烧焦味都可能由消化不良引起；腥味，则可能意味着消化道出血。

次数和习惯：排便次数和习惯因人而异，每天 1 次、晨起排便者居多。每天 1 次，晨起排便较佳。一般而言，无排便困难及其他不适，1～3 天排便 1 次不算便秘，一天排便不超过 3 次不算腹泻。

　　排便感觉：能在 1 ～ 2 分钟内自然、通畅地排出，整个时间不超过 5 分钟，便后觉得轻松，没有残留便意，就是正常"畅便"。

　　总之，"1 天排便 1 次"比较理想，但并不意味着只有这样才最健康，毕竟个体之间是有差异的。排便次数不是最重要的，关键的是状态。如果粪便不是太松软或是太坚硬，每天排便 3 次到每周 3 次都属于正常范围。也就是说，排便有规律并不意味着每天都应该排便，而是保持稳定一致的习惯。只有在排便频率突然发生变化时，才应引起注意。

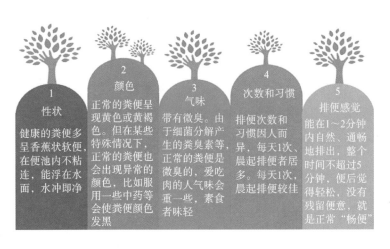

1 性状
健康的粪便多呈香蕉状软便，在便池内不粘连，能浮在水面，水冲即净

2 颜色
正常的粪便呈现黄色或黄褐色。但在某些特殊情况下，正常的粪便也会出现异常的颜色，比如服用一些中药等会使粪便颜色发黑

3 气味
带有微臭。由于细菌分解产生的粪臭素等，正常的粪便是微臭的，爱吃肉的人气味会重一些，素食者味轻

4 次数和习惯
排便次数和习惯因人而异，每天1次、晨起排便者居多。每天1次、晨起排便较佳

5 排便感觉
能在1～2分钟内自然、通畅地排出，整个时间不超过5分钟，便后觉得轻松，没有残留便意，就是正常"畅便"

生病的大肠

常见的大肠疾病

健康的大肠想必我们已经有所了解，那么倘若没有照顾好它，大肠也是会生病的！根据疾病性质及进展情况不同，生活中常见的大肠疾病主要有炎症性肠病、大肠肿瘤、肠动力障碍性疾病三种。

炎症性肠病指的是多种原因引起的免疫功能异常导致的一类疾病，主要分为溃疡性结肠炎和克罗恩病（Crohn's disease）。患者通常表现为腹泻、黏液血便及腹痛，并且症状很相似。不同的是，克罗恩病可能影响到消化道的各个部分（如食管、胃、小肠、结肠），而溃疡性结肠炎的影响常局限于大肠。

大肠肿瘤是指肠道内出现的恶性肿块，就是我们俗称的大肠癌，主要包括结肠癌和直肠癌。谈"癌"色变，认为一旦得了大肠癌便无力回天，这是大多数人的印象。但相关研究指出，如果早期出现粪便性状及排便习惯改变、便血、明显消瘦等症状后及时就诊，或到一定年龄后按时体检，做到早发现、早诊断、早治疗，大肠癌的存活率会明显提高。

	溃疡性结肠炎	克罗恩病
累及部位	结肠，95%累及直肠	末端小肠（回肠）和大肠多见，也可见于消化道其他部位
症状及体征	发热少见，腹痛较轻，里急后重多见，肛周病变少见	发热多见，腹痛较重，里急后重多见，肛周病变常见
结肠及内镜分布	弥漫性及连续性病变，黏膜充血水肿，脓性分泌物，假性息肉	区域或节段性病变，溃疡形成，卵石样隆起，瘘管形成，肠腔狭窄

　　胃肠道将食物推向远端并最终将粪便排出体外依赖于一套精密的神经肌肉运动协调系统，这里面的任何一个环节出了问题，都可能出现胃肠道动力障碍。按照性质不同，肠动力障碍性疾病包括胃肠动力性疾病（GIMD）和功能性胃肠病（FGID）两大类，全消化道几乎均可受累，主要涉及胃食管反流病（GERD）、功能性消化不良（FD）、肠易激综合征（IBS）和慢性便秘等。按照发病部位可以分为胃食管反流病、胃瘫、十二指肠淤滞综合征、功能性便秘等。

0 1 食管
　　胃食管反流病

0 2 胃
　　胃瘫

0 3 小肠
　　十二指肠淤滞综合征
　　假性肠梗阻
　　小肠细菌过度生长

0 4 结肠
　　功能性便秘
　　急性结肠假性梗阻
　　肠易激综合征便秘型

什么是肠息肉?

　　肠息肉是指人体肠道里面长出来的"奇奇怪怪"的小包块,在没有确定良恶性之前统称为息肉。肠息肉中以结肠息肉和直肠息肉出现频率较高,主要分为炎症性息肉和腺瘤性息肉两种。炎症性息肉属于非肿瘤性息肉,即良性息肉,可以随着炎症的消退而变小或消失。

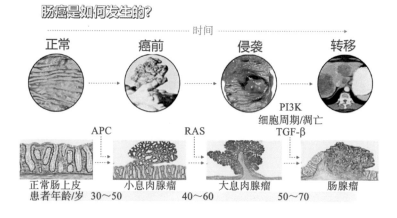

肠癌是如何发生的?

腺瘤性息肉则是有癌变可能的，目前研究认为 80% 以上的大肠癌由腺瘤性息肉演变而来，所以如果发现腺瘤性息肉应给予高度重视，需要定期去医院复查，警惕癌变的发生。

什么是大肠癌?

　　2018 年全球癌症数据统计报告显示，大肠癌发病率在全球居于恶性肿瘤第 3 位，死亡率高居第 2 位。国家癌症中心报道，2015 年中国大肠癌发病率和死亡率分别居于恶性肿瘤第 3 位和第 5 位，如下图所示。由此可见，我国人群中大肠癌的形势仍然十分严峻。

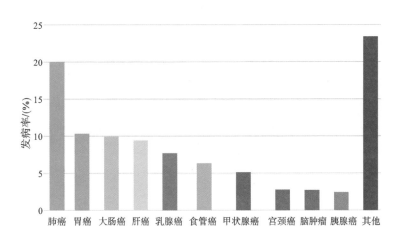

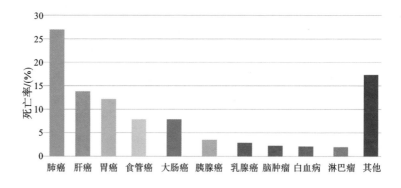

大肠癌包括盲肠癌、结肠癌和直肠癌，为消化系统的恶性肿瘤，是结直肠黏膜上皮细胞发生恶变形成的。大肠癌好发于老年男性，与肥胖、高脂饮食、运动、遗传等因素密切相关，严重危害人们的生活健康，耗费国家大量医疗资源。大肠癌在早期可没有任何症状，过程隐匿，到了进展期常表现为排便习惯改变，比如排便次数增多、腹泻、便秘、排便困难、腹痛腹胀、粪便带血、消瘦或停止排气排便等。

什么是林奇综合征？

林奇综合征（Lynch syndrome）是最常见的遗传性非息肉性大肠癌，占大肠癌的比例为5% ～ 15%。非息肉性并不是指林奇综合征患者的大肠没有息肉，而是与家族性腺瘤性息肉病（FAP）进行区分，FAP患者息肉的数目一般大于100枚。林奇综合征的诊断需要有临床家族史表型有错配修复基因种系突变的证据。

我国林奇综合征临床家族史诊断要点如下。

必须符合：家系中至少有 2 个人组织病理学诊断为大肠癌，其中有 2 例为父母与子女或同胞兄弟姐妹的关系。

符合以下任意一条：

（1）至少 1 例为多发性大肠癌患者（包括腺瘤）；

（2）至少 1 例发病年龄小于 50 岁；

（3）家系中至少有 1 个人患遗传性非腺瘤性息肉病相关的肠外恶性肿瘤（包括胃癌、子宫内膜癌、小肠癌、输尿管或肾盂癌、卵巢癌、肝胆系统癌）。

错配修复（mismatch repair，MMR）基因种系突变的证据：在实验室条件允许的情况下需进行进一步的 MMR 基因包括 MSH2、MLH1、MSH6 和 PMS2 等基因检测。在满足临床家族史诊断要点的情况下如未发现 MMR 基因突变则认为是家族性大肠癌 X 型。

什么是家族性腺瘤性息肉病?

家族性腺瘤性息肉病（FAP）是一种遗传性疾病，其与大肠癌的发生密切相关，以肠道内广泛分布腺瘤性息肉为主要特征。其按肠道内弥漫息肉的数量可以分为经典型 FAP（肠道内腺瘤性息肉大于 100 枚）和衰减型

FAP（肠道内腺瘤性息肉大于 20 枚但不超过 100 枚）。严重者息肉可遍布整个消化道，若不及时治疗，90% 以上的 FAP 可能转变为大肠癌。FAP 也常伴肠外表现，如胃十二指肠息肉、硬纤维瘤、甲状腺肿瘤、脑肿瘤、骨瘤、先天性视网膜色素上皮肥大症、多生牙和表皮样囊肿等。伴肠外表现的 FAP 又称为 Gardner 综合征，其中伴发脑肿瘤的 FAP 又称为 Turcot 综合征。只要 FAP 患者及时接受肠镜检查和手术治疗，就可以有效阻止其发展为大肠癌。

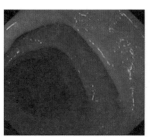 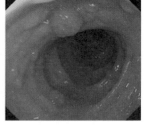

正常　　　　　　　　　　息肉

大肠癌的早期信号

大肠癌中结肠癌和直肠癌是消化道常见的恶性肿瘤。在大肠癌的发病中，直肠癌最多见，其次为结肠癌。大肠癌患者早期可无症状，即使有症状，患者往往易将其与其他肠道疾病相混淆而忽视。有的患者便血数月却以为是痔疮而不去医院就诊，也有患者腹痛误以为是慢性阑尾炎或者胆囊炎，往往到医院确诊后已经是大肠癌晚期。所以了解大肠癌的早期预警信号尤为关键。

大肠癌患者早期多无明显症状，随着病程的发展可出现一系列症状。

（1）排便习惯与粪便性状的改变，这是最早出现的症状，多表现为排便次数增加、腹泻、便秘、便中带血等。

（2）腹部持续性不适或隐痛，这也是早期症状。疼痛部位不确切，程度多较轻，常为腹部不适或饱胀感，部分患者表现为持续性定位不清楚的隐痛。出现肠梗阻时则表现为腹痛加剧或阵发性绞痛。

（3）肠梗阻表现，如腹痛、腹胀、恶心、呕吐等症状。体检可见腹隆、肠型，局部有压痛，并可闻及肠鸣音亢进。

（4）腹部肿块。腹部有瘤体或与网膜、周围组织浸润粘结的肿块，形状不规则，有的可随肠管有一定的活动度，晚期肿瘤浸润，肿块可固定。

（5）全身表现。患者由于慢性失血、感染、毒素吸收、癌组织溃烂等，出现贫血、消瘦、乏力、低热等症状。晚期有黄疸、腹腔积液、水肿等肝转移征象，以及恶病质、直肠前凹肿块、锁骨上淋巴结肿大等肿瘤远处扩散转移的表现。

左半结肠癌与右半结肠癌，由于两者在生理、解剖及病理方面的差异，其临床表现也不同。一般右半结肠癌以全身症状、贫血、腹部肿块等为主要表现，左半结肠癌以肠梗阻、腹泻、便秘、贫血等为主要表现。

如何区分痔疮和直肠癌?

痔疮和直肠癌的发病位置邻近，都常会出现便血的症状。所以当疾病症状不典型或者这两种疾病同时存在时，不仅患者容易混淆，临床诊断也常辨证不清，这都有可能延误直肠癌的确诊，进而延误病情，那么如何区分痔疮和直肠癌呢?

首先，应该仔细观察这两种疾病便血的特点。痔疮患者的便血多是排便时擦伤患处，血液随着粪便排出滴落下来，所以一般是粪便表面带血，且血液颜色多为鲜红色。而直肠癌出血是肿瘤本身破溃渗血，且直肠癌的位置普遍较痔疮高，因此当粪便通过直肠时会与肿瘤破溃渗出的血液混合，造成粪便里混有血液，且血液颜色多为暗红色或者果酱色，时间长了，有的粪便甚至变成黑色。同时直肠癌患者的粪便往往可能还带有黏液、脓液等。

其次，这两种疾病的症状也有区别。痔疮多表现为无痛性、间歇性，有的内痔肿块还会随粪便从肛门脱出，多为暗红色圆形柔软的血管团。如果内痔长期脱出，可能出现血栓进而导致疼痛和硬结感。而直肠癌为实体肿瘤，其位置固定，一般不会脱出肛门，患者往往会有排便次数增多、肛门坠胀感、粪便变细、排便困难等，有些患者还会出现腹痛、腹泻、贫血及消瘦的症状。

痔疮和直肠癌是两种完全不同的疾病，生活中要处处留心身体健康状况，有便血等症状时应及时到正规医院就医，通过肠镜检查、病理活检等进行确诊，千万不能因小失大。

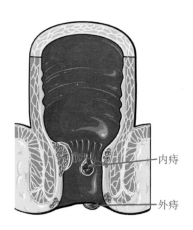

内痔

外痔

大肠癌的分类和分期

　　患者如果被诊断有大肠癌，医生会依据病理报告在病历上注明分类和分期，而很多患者因为不了解这方面的知识，常常云里雾里。大肠癌的分类和分期标准很多，下面向大家简单介绍一下。

　　大肠癌的形状千奇百怪，有的是像菜花一样的团块，有的是像火山口一样凹陷的溃疡，有的是像鸡蛋一样大小的包块等等。其大体类型包括隆起型、溃疡型、浸润型和盘状型等。组织学类型包括乳头状腺癌、管状腺癌、黏液腺癌、印戒细胞癌、未分化癌、腺鳞癌、鳞癌、小细胞癌及类癌。

　　患者最关心的往往是大肠癌的分期，患者和患者家属常称为早期、中期和晚期。医学上的专业分期与这些民间叫法是不同的，一般根据肿瘤浸润的深度（T）、淋巴结转移的数目（N）和有无远处转移（M）来进行详细分期。这种 TNM 分期将大肠癌分为Ⅰ、Ⅱ、Ⅲ、Ⅳ共 4 期。以下列出美国癌症联合委员会（AJCC）的第八版 TNM 分期标准，以供大家参考。

T 分期	T 标准
Tx	原发肿瘤无法评估
T0	原发肿瘤无证据
Tis	原位癌：上皮内癌或黏膜内癌，肿瘤未穿透黏膜肌层而达黏膜下层
T1	肿瘤侵及黏膜下层
T2	肿瘤侵及肠壁固有肌层
T3	肿瘤浸透固有肌层并侵及浆膜下，或原发病灶位于无浆膜层的结肠、直肠时，肿瘤已侵及结肠旁或直肠旁组织
T4	肿瘤已穿透腹膜或直接侵入其他脏器
T4a	肿瘤侵犯腹膜脏层
T4b	肿瘤侵犯或粘连于其他器官或结构

N 分期	N 标准
Nx	区域淋巴结无法评估
N0	区域淋巴结无转移
N1	1～3 个区域淋巴结转移

N 分期	N 标准
N1a	1 个区域淋巴结转移
N1b	2～3 个区域淋巴结转移
N1c	浆膜下、肠系膜、无腹膜覆盖结肠 / 直肠周围组织内有肿瘤种植，无区域淋巴结转移
N2	4 个及以上区域淋巴结转移
N2a	4～6 个区域淋巴结转移
N2b	7 个及以上区域淋巴结转移

M 分期	M 标准
M0	无远处转移
M1	有远处转移
M1a	远处转移局限于单个器官
M1b	远处转移分布于 1 个以上器官
M1c	腹膜转移有或没有其他器官转移

大肠癌防治专家解读

大肠癌的检查手段

　　大肠癌的检查手段主要包括体格检查（直肠指检）和辅助检查（包括实验室检查、内镜检查、影像学检查等）。临床上直肠指检是简单而重要的检查方法，对及早发现直肠癌意义重大，大部分直肠癌可以在直肠指检时被发现。实验室检查包括血常规和粪便隐血试验等。内镜检查包括肛门镜检查、乙状结肠镜检查、结肠镜检查等，在检查的同时可取一块活组织进行检查，这对确诊大肠癌至关重要。影像学检查包括 X 线检查、MRI、CT、直肠腔内超声检查，对大肠癌的诊断有一定辅助作用。

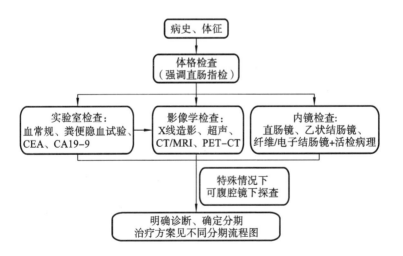

大肠癌是如何转移的？

大肠癌的发生可给患者造成致命的危害，尤其是当大肠癌未及时发现，确诊时已发展到中晚期，导致癌细胞发生转移时，更会给患者及其家庭带来严重的危害。那么大肠癌的转移方式有哪些呢？

大肠癌的转移方式主要有以下几种。

（1）直接浸润：大肠癌在早期没有得到及时控制时，可导致肿瘤环绕肠壁扩展，或沿肠腔向上、向下浸润，另外也可逐渐向肠壁渗透，从而累及临近器官，如十二指肠、肝脏、胆囊、大网膜、胃、膀胱、子宫，还有阴道、前列腺等部位。

（2）种植播散：大肠癌也可出现种植播散，其癌细胞通过浸润到达患者的肠壁浆膜部位。当发生广泛种植时，患者易出现腹腔积液。

（3）血道转移：血道转移是大肠癌比较常见的一种转移方式，其中最多见的是肝脏转移，其次是肺部转移，对于女性来说，卵巢也是大肠癌转移的一个部位。

（4）淋巴道转移：大肠癌可侵犯到黏膜肌层，这种情况就有发生淋巴道转移的可能。当癌细胞进入淋巴系统后，可以随淋巴液引流向上扩散。有调查统计发现，当癌细胞未穿透肠壁时，其发生淋巴结转移率为21.8%，而当癌细胞已侵及浆膜或浸润至肠壁外组织时，则转移率更高，可达53%。

大肠癌的生存期

一旦确诊为大肠癌，会给患者及其家庭带来沉重打击。许多患者及其家属将癌症视为"绝症"，进而对生活失去信心。那么大肠癌是不是绝症？大肠癌能治愈吗？得了大肠癌能活多久呢？

首先，大肠癌肯定不是绝症，随着现代医学技术的发展，人类已有多种手段应对大肠癌，大肠癌有成为"慢性病"的发展趋势。其次，大肠癌能否治愈主要依据大肠癌的临床分期，其中相对早期（Ⅰ期、Ⅱ期）的大肠癌通过手术切除原发的肿块、清除周围组织和清扫淋巴结，再配合化疗、放疗及靶向药物治疗等综合治疗，理论上是可以治愈的。在大肠癌的治疗中，手术是关键的一环。如果能进行根治性手术，则可大大延长患者生存期，即使没有行根治性手术的机会，仅仅行姑息性手术，也能够提高患者的生活质量。大肠癌是一种全身性疾病，患者手术后存在复发的风险，因此医生一般建议患者进行化疗等辅助治疗，从而降低术后复发率。

按照大众的说法，大肠癌分为早期、中期和晚期，其实在临床上，医生根据 TNM 分期，一般认为 Ⅰ 期、Ⅱ 期大肠癌属于相对早期的大肠癌，Ⅲ 期、Ⅳ 期属于中晚期。早期大肠癌在经过积极治疗后可以获得较长的生存期，甚至达到治愈。有数据显示，Ⅰ 期大肠癌患者的5 年生存率在 85% 以上，Ⅱ 期为 60% ～ 80%；中晚期大肠癌患者治疗效果比早期大肠癌患者差。Ⅲ 期患者在经过手术和术后辅助放化疗后，5 年生存率为30% ～ 60%。Ⅳ 期患者在经过前期的综合治疗后部分患者可以获得手术机会，这些患者的治疗效果与 Ⅲ 期患者的治疗效果相当。对于那些不能行手术治疗的大肠癌患者，可以结合分子靶向治疗和免疫治疗等新型治疗手段

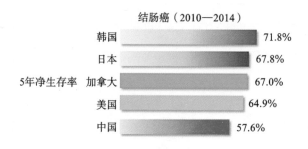

结肠癌（2010—2014）

5年净生存率		
韩国		71.8%
日本		67.8%
加拿大		67.0%
美国		64.9%
中国		57.6%

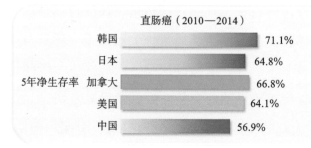

直肠癌（2010—2014）

5年净生存率		
韩国		71.1%
日本		64.8%
加拿大		66.8%
美国		64.1%
中国		56.9%

综合治疗，达到控制病情、延长生存期和改善生活质量的目的。

随着我国医疗技术的进步，国内大肠癌患者的 5 年净生存率逐渐向发达国家靠拢。一项国际大样本数据统计分析表明，中国大肠癌患者的 5 年净生存率接近 60%。所以大肠癌患者千万不要失去信心，更不能放弃治疗或者延误治疗，一定要到正规医院接受规范化的治疗，在患者和医生的共同努力下，一同携手战胜病魔！

大肠癌会遗传吗？

尽管大肠癌不会直接遗传给后代，但是大肠癌与遗传有着密切的关系，并且具有一定的家族遗传倾向。目前的研究表明，家族中有直系亲属患有大肠癌者，其患大肠癌的风险较高，属于大肠癌高风险人群。对于大肠癌高风险人群，其需要注意控制不良饮食等风险因素，同时应该在 45 岁以后，定期去医院进行肠镜筛查，从而做到早排除、早发现、早治疗。

从分子水平看，癌是一种遗传性疾病。前面讲到的林奇综合征和家族性腺瘤性息肉病都与遗传有密切关系，对于大肠癌来说，某些确定基因变异的累积最终导致大肠癌的发生和发展，而这些变异可能是自发性突变的结果，亦可能是基因暴露于致病因素（如饮食、病毒感染或胆汁刺激等）的结果。这些风险可能在已存在的遗传易感基因的基础上发生，亦可能在慢性疾病（如溃疡性结肠炎）的基础上发生。

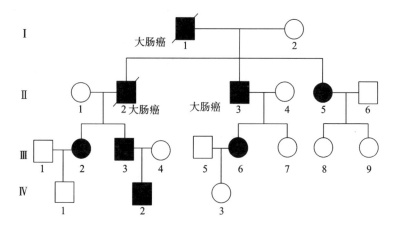

预防篇

肠癌不可怕，关键在预防

大肠癌预防早关注

哪些人群容易得大肠癌?

随着经济发展，人们的生活水平日益提高，不良的生活习惯和过度的压力随之而来，人群患癌症的风险也逐渐增大。那么哪些人群容易得大肠癌呢？未病先防，以下人群需要警惕自身肠道健康。

1. 有家族遗传史的人群

大肠癌具有明显的遗传倾向，因此对有癌症患者的家族成员需要提高警惕，特别是直系亲属中有大肠癌患者时，因为基因遗传是引起大肠癌发病的重要因素，研究显示如果直系亲属（父母、兄弟姐妹）中有 1 个人患大肠癌则其家族成员发病率是普通人群的 2～3 倍，有 2 个人患大肠癌则其家族成员发病率是普通人群的 3～4 倍。随着患病直系亲属的增多，家族成员患大肠癌的风险也迅速增加。

2. 经常摄入高脂高蛋白的人群

过多地摄入高脂高蛋白的食物，使身体缺乏膳食纤维，会极大地影响肠道的正常蠕动。食用油中的油脂本身并不致癌，但它能促进胆汁分泌，大量胆汁在肠道内细菌的作用下可产生胆汁酸，而胆汁酸具有一定的致癌作用。当粪便长时间停留在肠道时，容易在肠道环境里堆积毒素。这种情况如果持续太久，很容易导致大肠癌的发生。

3. 有反复腹痛腹胀、腹泻或便秘等胃肠道症状、排便习惯改变的人群

大肠癌患者因肠道梗阻会出现腹胀、腹痛，其中腹痛的发生率较腹胀的发生率高。疼痛部位多在中下腹部，程度轻重不一，多为隐痛或胀痛，若有腹泻与便秘交替出现等症状，很可能是因为肿瘤的生长影响了肠道的正常生理功能。当有以上表现时，最好去做结肠镜检查，这是目前早期诊断大肠癌的有效手段。

4. 便血、粪便性状改变的人群

粪便性状改变、粪便带血，这些发生于身体内的改变被认为是直肠癌的重要信号。直肠癌患者排便次数

可增多，但每次排便量不多，甚至根本没有粪便，只是排出一些黏液、血液，且有排便不尽的感觉。当大肠肿瘤相对较大且有糜烂、溃疡或感染时，才可能发生排便习惯、次数的改变，以及便秘或不明原因的腹泻。如果肿瘤突出向直肠腔内生长，导致肠腔相对狭窄，则排出的粪便往往变细、变形，可呈扁形，有时变形的粪便上附着一些血丝。若病变距肛门较近，血色多呈鲜红色或暗红色，且往往是血便分离，只有在出血量较多时，才可见粪便呈棕红色、果酱样。这也属于大肠癌的早期表现。便血是大肠癌最常见的症状，一般来说早期便血的量很少，因此容易与痔疮相混淆，延误患者的最佳治疗时间。如果发现粪便中带血，同时排便习惯、次数或者粪便性状发生变化，就应该引起警惕，及早到消化科进行检查。

5. 出现血液系统疾病以外的贫血的人群

当长期慢性失血，超过机体造血的代偿功能时，患者即可出现贫血。大肠癌引起贫血的主要原因有以下几点：①肿瘤表面黏膜发生糜烂、溃疡出血引起的长期慢性失血，这是导致贫血发生的主要原因，但这种慢性失血比较隐蔽，不易被患者发觉，需要取粪便做粪便隐血试验才能发现。少数情况下肿瘤也可直接侵蚀血管造成血管损伤破裂引起急性失血而导致贫血，此时大多表现为肉眼可见的血便，患者也容易发现。②大肠癌引起的机体摄入障碍和胃肠道功能紊乱导致造血原料来源不足，此时患者常常饮食不佳，易消瘦。③肿瘤本身生长需要大量的营养物质，从而造成对营养物质的掠夺性消耗，使造血原料消耗过多而导致贫血的发生。④晚期大肠癌可转移至骨髓，直接对造血系统构成破坏，从而使骨髓造血储备功能降低，造血的"发源地"出现危机而导致贫血发生。由此可见，无论是单纯慢性失血、造血原料来源不足、造血原料消耗过多、造血的"发源地"出现危机还是各因素叠加作用均可导致贫血的发生。

6. 短期内不明原因消瘦或体重减轻的人群

在没有减肥的情况下，体重不明原因地减轻，就要警惕是否患有大肠癌。大肠癌得不到及时治疗，肿瘤会大量消耗营养物质，导致患者短期内快速消瘦，出现疲惫、乏力的情况。

即使没有大肠癌家族史，也没有以上危险症状，但是只要年龄达到 45 岁，也建议在体检时加做肠镜检查。美国的大肠癌数据库研究显示，80% 左右的大肠癌患者集中于 45 ～ 75 岁年龄段，因此对该年龄段人群行肠镜检查意义非常重大。

01 有家族遗传史的人群

经常摄入高脂高蛋白的人群 **02**

03 有反复腹痛腹胀、腹泻或便秘等胃肠道症状、排便习惯改变的人群

便血、粪便性状改变的人群 **04**

05 出现血液系统疾病以外的贫血的人群

短期内不明原因消瘦或体重减轻的人群 **06**

年轻人更应关注大肠癌

大肠癌常见于中老年人，结肠癌的平均诊断年龄接近 70 岁。40 岁以下的人群发生大肠癌的可能性约为 1/1200，而 70 岁以上的人群发生大肠癌的可能性为 1/25。但大肠癌却绝非中老年人的"专利"，大肠癌正逐年趋于年轻化。一项基于美国国立癌症研究所 SEER 数据库的调查数据显示，大肠癌是 20～39 岁人群中癌症相关死亡的第三大原因，仅次于白血病和大脑/神经系统癌症。因此，年轻人不能太大意，大肠癌可能已经"盯"上你。

年轻人患大肠癌的病因很多，其一是遗传因素；其二是肥胖，这可能是导致大肠癌的一个重要因素，营

养过剩会导致代谢细胞中的慢性炎症反应；其三是不良的生活方式，如"三高一低"即高脂肪、高蛋白、高糖、低膳食纤维的饮食结构，长期熬夜、吸烟喝酒等，这些生活习惯容易造成体内代谢紊乱，细胞增殖代谢受到影响，从而增高大肠癌的发生率；其四是久坐不动，运动量减少导致肠的蠕动变慢，储存粪便较多，增高大肠癌的发生率。另外，与年长的患者相比，年轻患者的大肠癌具有独特的生物学表型，并表现出特殊的分子和临床特征。最新的美国癌症协会大肠癌筛查指南建议，处于一般风险水平的成年人需要从 45 岁开始接受大肠癌筛查，而不再是原来的 50 岁。

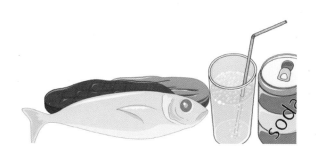

哪些食物易造成大肠癌？

俗话说"病从口入"，大肠癌的发生与饮食密切相关。因此，大肠癌又被称为"富贵病"。日常生活中以下几种食物摄入过多有可能导致大肠癌的发生。

1. 烟熏、腌制食品

高盐食物是癌细胞的促进因子，重口味刺激加重了胃肠道的负担，会增加患大肠癌的风险。

2. 油炸食品

此类食物经高温油炸和烤制，亦随之变为热性食品，有研究证实，长期食用油炸食品易导致胃癌、大肠癌和肝癌等癌变。

3. 加工肉制品

加工肉制品（如香肠、火腿、培根、热狗等）已经被世界卫生组织和国际癌症研究机构（IARC）确认为一类致癌物，正是因为它们增加了患大肠癌的风险。

4. 红肉

红肉是指牛肉、羊肉、猪肉等肉类，虽然不及加工肉制品的效果，但每周摄入 500 g 以上红肉也会增加罹患大肠癌的风险。中国居民膳食指南推荐，每天摄入 40 ～ 75 g 红肉为宜，每周不超过 525 g。有调查显示，大肠癌患者的红肉摄取量明显多于其他人群。而且对于直肠癌，更有着"摄取过多红肉加上乳制品，罹患的概率会更高"的说法。红肉中所含有的脂质、血红素铁通过组合反应可能会产生活性氧，这也是其会引发癌症的诱因。

5. 酒精

众多研究显示，摄入酒精会导致大肠癌的发生率变高，同时也会增加罹患口腔癌、舌癌、咽喉癌、食管癌的风险。

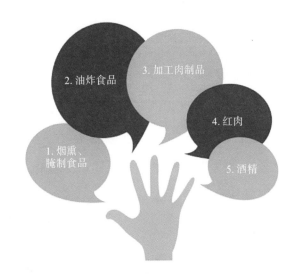

哪些食物能预防大肠癌？

良好的生活习惯在预防大肠癌方面具有重要作用，那么日常生活中哪些食物可以更好地帮助我们预防大肠癌呢？

01 高纤维含量食物。纤维并不能在肠道内被消化，因此会刺激人们的肠道蠕动，另外纤维可吸收水分，增加粪便量，还能吸附食物残渣中的致癌物，避免致癌物与肠道黏膜过度地接触，从而起到预防大肠癌的作用。常见的高纤维含量食物有海藻、红薯、苹果等。

02 抗氧化的食物。抗氧化的食物能预防大肠癌，主要是因为抗氧化剂可以增强人体的抵抗力，帮助人体对抗有害的自由基，从而达到预防大肠癌的目的。常见的抗氧化食物有蓝莓、西兰花、番茄等。

03 香料类食物。这类食物具有很好的抗炎效果，能杀死大肠癌细胞并且还能帮助人体改善消化能力。常见的香料类食物有大蒜、薄荷、姜黄等。

在防癌抗癌这条路上，良好的生活方式必不可少。除了适量多吃以上 3 类食物外，还建议大家保持均衡饮食、规律作息和合理的锻炼。

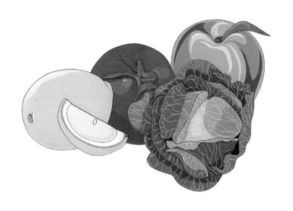

吸烟喝酒容易得大肠癌吗?

烟酒有害健康，这是大家所熟知的常识，然而大多数人还是不想戒。香烟烟雾中含有许多明确的和可能的致癌物质，包括多环芳烃、烟草特异的亚硝胺和杂环芳香族胺等,其中后两者均与烟雾不能直接接触部位(包括消化道)的肿瘤发生有关，这些物质可以通过全身血液循环到达靶器官发挥毒性作用。

研究已证实吸烟者比非吸烟者死于结肠癌的风险要高 34%，吸烟时间越长，结直肠癌的死亡率越高；而在女性中，风险系数约高 43%。诊断为大肠癌后继续吸烟将增加死亡风险。专家认为吸烟，特别是长期持续吸烟与结直肠癌死亡率增高密切相关。因此建议吸烟者应当戒烟，并且越早越好，非吸烟者也不应开始吸烟。

研究已证实饮酒者比非饮酒者死于结肠癌的风险要高。国外研究发现，每天饮酒男性的乙状结肠癌死亡率为非饮酒者的 5 倍。那么究竟为什么饮酒会引发大肠癌呢？这个问题至今还没有解决。但是已经有不少实验证实，酒精的代谢产物有一定的致癌性。日常生活中习惯大量饮酒者，以及饮酒后面部呈赤红者，需要花更多的时间去代谢体内的酒精，相对危险度更高。

经常运动，避免久坐

　　工作是坐着、吃饭是坐着、看电视是坐着、打游戏是坐着……一天除了躺着睡觉外，绝大多数时间都坐着是现代人的常态。而据报道，大肠癌的发生与长期久坐有关。

　　长期坐位对机体有多种影响，体力相对消耗较小，摄入的脂肪、蛋白质的消化分解和排泄较慢；肠蠕动减弱，肠道代谢产物易在肠内滞留，其中某些有害成分可较长时间刺激结肠黏膜和肠壁；盆腔和腰骶部血液循环因受压而减慢，易患痔疮，还可发生便秘。同时，长期坐位也会使机体免疫力降低，脂肪沉积，胆固醇增高，更易患胆结石。对于脑力劳动者，久坐会使大脑皮质过于疲劳，可导致内脏调节神经功能降低，对胃肠道的调节失常，使肠壁蠕动减慢，肠系膜血管紧张性增加，血液灌注减少。长期坐位工作 2 小时左右后活动 15 分钟，可起到预防结肠癌的作用。所以一定要积极参加体育锻炼，避免久坐，避免饱餐后立即坐下。活动方式很多，可因地制宜加以选择，如伸展四肢、扭转腰膝、做工间操等，以促进盆腔血液循环，加强胃肠蠕动。

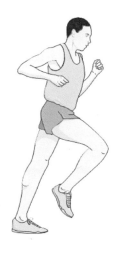
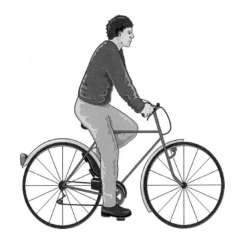

心情舒畅，排便规律

现代医学发现，癌症好发于一些受到挫折后，长期处于精神压抑、焦虑、沮丧、苦闷、恐惧、悲哀等情绪紧张状态的人。精神心理因素并不能直接致癌，但它往往以一种慢性的持续性的刺激来影响和降低机体的免疫力，增高癌症的发生率。这些刺激主要是通过神经生理、神经内分泌和免疫三个系统的相互联系起作用的，最后使肾上腺素皮质酮等的分泌增多，进入血液循环，从而损害机体免疫功能，导致正常细胞癌变。为了预防癌症的发生，我们不仅要防止各种致癌因素，还应当保持良好的心态和稳定的情绪，保证身心健康，避免癌症偷偷地"盯"上你。

普通人每天排便 1 ~ 2 次，排便时会感觉轻松顺滑，排便后会有舒适感。如果排便的时候常常感到不舒服，甚至多日都不排便，有时粪便与血丝或黏液混合在一起，而且粪便的外观不规律，这时要警惕大肠癌发生的可能性。当肿瘤压迫大肠时，这种表现很容易发生。养成每天固定时间排便的习惯，缩短粪便在大肠内的停留时间，是保持肠道健康、预防大肠癌的有效举措。

如果经过自我调控后排便仍出现问题，应及时到正规医院进行诊治，在医生的指导下进一步对症治疗。

警惕炎症性肠病

提起"炎症性肠病"，可能很多人会感到陌生。炎症性肠病实际上是累及回肠、直肠、结肠的一种特发性肠道炎症性疾病。胃肠道慢性、进行性、致残性、破坏性炎症，以往在我国患病率很低，但近年来患病率呈增高的趋势。

炎症性肠病包括克罗恩病和溃疡性结肠炎。临床表现为腹泻、腹痛，甚至可有血便。克罗恩病好发于 15 ~ 30 岁年龄段人群，可影响消化道的各个部分（从口腔到肛门），累及整个肠壁，常常是跳跃性的病变，临床特征以腹痛、腹泻、腹部包块和肠梗阻为主，可以伴发热、贫血、营养障碍等肠外表现；溃疡性结肠炎好发于 20 ~ 40 岁年龄段人群，其影响常局限于大肠，炎症通常起始于直肠，并逐渐蔓延至整个结肠，只累及肠腔黏膜，引起炎症反应，形成细小的糜烂灶或溃疡，从而导致出血、脓液和黏液。炎症性肠病的发病诱因有精神刺激、过度疲劳、饮食失调、继发感染等。有研究表明，约 20% 的炎症性肠病患者在发病 10 年内发生大肠癌，炎症性肠病患者发生大肠癌的风险是正常人群的 2 ~ 4 倍，其中男性患者占比较高，定期结肠镜检查是预防炎症性肠病发生癌变的有效方法。通过对炎症性肠病患者定期进行结肠镜检查，可以及早发现不典型增生或早期病变，及时给予相应处理，从而有效降低患者大肠癌的发病率和死亡率。

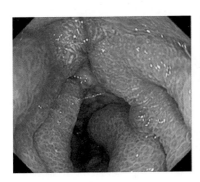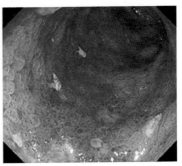

结肠溃疡水肿

排便正常也会得大肠癌吗？

大肠癌最早期的表现主要是消化系统的疾病，尤其是粪便性状及排便规律的改变。但是排便正常就一定提示身体健康吗？实则不然。许多肿瘤在早期往往没有特别明显的症状，但是随着疾病的进展，在不同人体内反映出不同症状。针对没有症状的人，目前最好的办法就是健康体检和筛查，一旦出现症状，及时去医院诊治。同样，如果粪便常规结果正常也不能排除结肠癌或者炎症性肠病，想彻底打消疑虑，最好去医院做电子结肠镜检查，如果电子结肠镜检查过程中有可疑之处，可以取活检标本送病理进一步明确诊断。

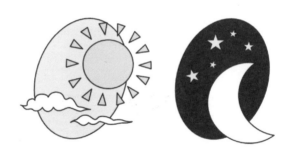

大肠癌筛查：规范的肠镜检查

肠镜主要是由一支细长且可弯曲的管子组成的医学仪器，直径大约 1 cm，通过肛门进入直肠，直到结肠，使图像动态地呈现于屏幕上，方便医生直观地看到肠道内部情况，将病变部位看得清清楚楚。检查时体检者取侧卧位，双膝屈曲，整个过程大约 20 分钟。

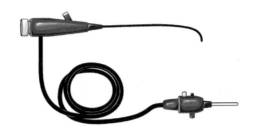

　　任何影像学检查，包括 X 线和先进的 CT、MRI、PET 等，均是辅助检查手段，肠镜与之相比可以提供更直观的肉眼观测图像。因此肠镜检查是大肠癌的有效筛查手段。通过肠镜检查，结肠和直肠黏膜的微小变化能被直观地看到，这有助于医生诊断炎症性肠病、肠结核、肠息肉、腺瘤、大肠癌等 40 余种疾病；医生在给患者行肠镜检查时，还可用活检钳取得小块疑似组织，以对病变部位定性。大肠癌早期症状既不明显也不典型，容易漏诊。同时，大肠癌又是一种早期发现则治愈率高的癌症，结直肠肿瘤从良性发展到恶性通常需要 15 年以上，如能早期发现并手术切除，治愈率可达 90% 以上。那么哪些人应该做肠镜检查呢？

　　原则上，年龄在 40 ～ 74 岁的居民都属于大肠癌的筛查人群。即使没有明显不适或异常，也建议 45 岁以上者去做一次肠镜检查；如家族中有患大肠癌的亲属，更应尽早接受筛查。根据结果决定后续检查频率，高风险因素的人群应缩短肠镜筛查时间，高危人群每年应做一次。

有大肠息肉怎么办?

大肠息肉是指大肠黏膜表面隆起的异常生长的组织，在没有确定病理性质前统称为息肉。其发生率随年龄增长而上升，男性多见。以结肠和直肠息肉较多。息肉主要分为炎症性息肉和腺瘤性息肉两种。炎症性息肉在炎症治愈后可自行消失；腺瘤性息肉一般不会自行消失，有恶变倾向。检出息肉和确定其病变性质的最有效措施是定期进行全结肠镜（包括病理）检查并在肠镜下进行干预治疗。大肠息肉发展到一定程度很容易导致癌症，很多息肉患者刚开始不重视，到后面息肉发生病变，导致癌症发生率大大增高。那么有息肉怎么办呢？数据统计显示，80% 以上的大肠癌由腺瘤性息肉转变而来。但是息肉发展成大肠癌并不是一朝一夕的事，短则 5 年，长则 15 年，因此，定期体检，发现息肉时及早干预，可阻止癌变进程。在临床工作中，一般会根据肠道息肉的大小、多少、有无并发症和病理性质决定治疗方案。

（1）小息肉一般在行结肠镜检查时予以摘除并送病理检查。

（2）直径大于 3 cm 的腺瘤，尤其是绒毛状腺瘤应手术切除：腹膜反折处以下的经肛门局部切除，腹膜反折处以上的应采用 Dixon 术（直肠低位前切除术）等。

（3）病理检查中若腺瘤恶变穿透黏膜肌层或浸润黏膜下层则属于浸润性癌，应按照大肠癌治疗原则处理。腺瘤恶变如果未穿透黏膜肌层、未侵犯小血管和淋巴、分化程度较好、切缘无残留，摘除后不必再做外科手术，但应密切观察。

（4）炎症性息肉以治疗原发肠道疾病为主，炎症刺激消失后，息肉可自行消失；增生性息肉症状不明显，无需特殊治疗。

肿瘤标志物对诊断大肠癌有帮助吗？

肿瘤标志物又称肿瘤标记物，是肿瘤细胞合成、释放，或机体对肿瘤细胞发生反应时水平升高的一类物质。它们存在于细胞、组织、血液或其他体液中，可以通过生化、免疫学手段检测。如果肿瘤标志物水平升高，只能提示可能与肿瘤相关。也就是说肿瘤标志物水平升高不等于一定患有肿瘤，同时肿瘤患者体内的肿瘤标志物水平也不一定升高。另外，到目前为止，医学上没有找到一种只存在于肿瘤组织中而在正常组织中完全不存在的特异性标志物，所以临床上常将几项相关的标志物联合起来进行某一肿瘤的检测，进而提高临床诊断的准确性。目前临床上肿瘤标志物对肿瘤患者的辅助诊断、治疗效果评估、预后评估等有一定价值。胃肠道肿瘤检查常规的肿瘤标志物包括癌胚抗原（CEA）、糖类抗原（CA）19-9、CA724、CA125、CA50、甲胎蛋白（AFP）等。

同一种肿瘤可以有多种肿瘤标志物，目前大肠癌中应用较多且具有一定参考价值的肿瘤标志物有 CEA 和 CA19-9。肿瘤标志物检测属于大肠癌的辅助诊断，最终确诊需要依据进一步的检查，包括肠镜检查、病理检查等，依靠全方面的检查，才能将大肠癌一网打尽。

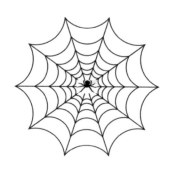

直肠指检能查出大肠癌吗？

直肠指检为常见的体检项目，却因为"难为情"被很多人忽略，甚至放弃检查。据统计，在直肠癌延误诊断的病例中，85% 是因为没有做直肠指检，有些甚至失去手术机会。直肠指检有存在的意义，通过直肠指检可以确定直肠有无病变、了解肛周状况等，有助于及时发现肛管直肠疾病。

　　那么直肠指检究竟是什么？顾名思义，直肠指检是指医生用手指深入患者肛门，通过触诊了解患者肛门及直肠的功能状态和疾病情况。检查者的手指从肛门伸入直肠，可检查直肠壁和相邻器官间隙间有无肿块，同时手指退出肛门后需要观察手套有无染血。这种检查不需要辅助设备，只需要医生的简单触摸，就能了解患者的肛管直肠有无肿瘤、有无压痛感等，也能获取到肛管直肠周围组织的信息。

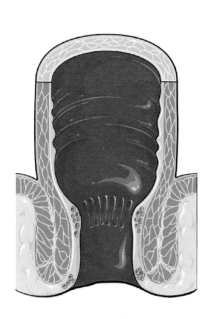

快节奏的生活改变着人们的饮食习惯，也在无形中加大了生活的压力，使大肠癌的发病率逐渐上升。定期直肠指检是预防直肠癌的有效途径之一。据了解，大部分直肠癌的发病位置比较低，多发于直肠下端部位，而指检可触摸到距肛周 7～8 cm 深的部位，一般能够轻易发现内部高低不平的硬块，抽出手指的时候还能看到黏液和暗红色血液。可以说直肠指检是最为实用、经济的检查方式，可靠性和直观性比较高，是早期发现肛管癌和直肠癌的简便、重要方式，千万不能因为怕麻烦、不好意思而放弃这项检查。

粪便隐血试验能查出大肠癌吗？

粪便隐血试验是重要的大肠癌早期筛查手段，无创无痛，方法简单，可联合其他检查确诊是否患有大肠癌。粪便隐血试验是采集就诊者新鲜粪便标本，使用试剂盒检测其中是否含有血液，目前联苯胺显色检测法较为常见。

粪便隐血阳性提示可能存在消化道出血。少量的消化道出血不引起粪便颜色改变，红细胞被消化破坏，粪便外观无异常改变，肉眼和显微镜下均不能证实出血。此时，只有在做粪便隐血试验时才能发现粪便中有少量的血细胞，由于长期少量出血，患者可伴有贫血症状。

由于粪便隐血无法通过肉眼直接发现，绝大多数早期消化道恶性肿瘤患者无法及时发现并行早期干预治疗，从而延误了治疗的最佳时机。临床研究证实，87%的消化道肿瘤患者粪便隐血检查结果为阳性，粪便隐血试验对大肠癌的早期发现具有重要意义。在国际上，医学专家经过反复研究证实，粪便隐血试验是行之有效的早期大肠癌筛查项目。

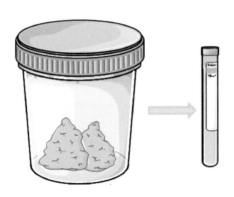

基因筛查能预防大肠癌吗？

目前随着科学的进步，科学家们发现人体内某些基因的改变将使得人们更容易患此类基因相对应调控的恶性肿瘤。能够使细胞发生癌变的基因称为原癌基因，能够抑制肿瘤发生的基因称为抑癌基因。正常情况下细胞在原癌基因和抑癌基因的共同调控下自然增殖分化，当原癌基因发生改变或者过量表达，或者抑癌基因发生突变缺失或者失去功能时，正常细胞就会恶性增殖成为肿瘤细胞。另外，基因检测对有肿瘤家族史的患者有早期预防作用，对靶向药物治疗也有重要指导意义。

不同个体患同一种疾病时的发病原因、治疗方案和治疗效果不尽相同，在大肠癌患者中也是如此。为了实现肿瘤精准治疗，临床上我们通过基因筛查来预测和判断患者的预后、化疗效果和进行靶向治疗。大肠癌常用的基因筛查项目如下：KRAS 和 NRAS 用于靶向药物的选择，UGT1A1 和 MMR 用于预测药物的不良反应及疗效，BRAF 用于协助判断大肠癌患者的预后。在预防大肠癌方面主要还是依赖定期体检，及早发现并治疗。

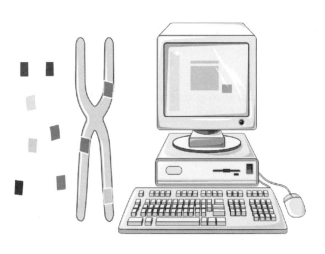

保健品能否预防大肠癌?

现在市场上保健品五花八门,受利益驱使,一些不法商家将保健品吹嘘成防癌抗癌的灵丹妙药。那么这些保健品究竟有没有功效? 保健品真的能抗癌防癌吗?

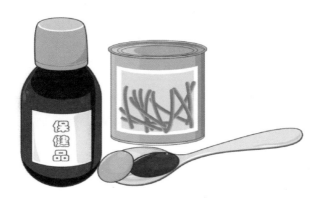

保健品是食品的一个种类,它是声称具有特定保健功能或补充维生素、矿物质,能调节人体的机能,不以治病为目的,适用于特定人群食用,且不会对人体产生任何危害的食品。

首先,保健品不是药品,虽然有些保健品的成分经过科学研究能调理生理功能,可能有的显示对抗癌有效,但是对治疗疾病效果不大,请别寄希望于简单地靠吃含某种成分的保健品防癌抗癌。保健品含有多种成分,而动物实验仅仅选取某一成分进行剂量效果验证，真有效果的话患者需要吃大量保健品，更缺乏严谨的科学实验和临床研究。

其次，现在市场上的保健品质量参差不齐，成分和功效也没有经过严格的研究和检测，所以并不清楚保健品能否预防大肠癌，而且大肠癌的发生和发展涉及多方面致病因素，单纯依靠服用保健品预防大肠癌的发生是不可靠的。

所以请正确看待保健品的作用，与其花费大量金钱服用保健品防癌，还不如科学膳食、积极锻炼身体、定期体检筛查更划算、靠谱！

住院篇

完善检查，及时诊治

怀疑得了大肠癌怎么办?

如果你怀疑自己得了大肠癌，请千万不要害怕，首先应自查身体是否出现大肠癌早期症状：粪便性状改变，如粪便变细变稀，颜色变黑，有黏液；排便次数增多；不明原因的腹部不适；反复的痔疮发作不愈合；不明原因的贫血、消瘦、乏力、低热等。出现上述症状并不一定是由大肠癌引起的，如果进行对症治疗后仍无明显改善，应及时到正规医院就医，在完善大肠癌相关检查（如肿瘤标志物、肠镜、X线、CT等）后，由专业医生来确定是否患有大肠癌，并决定是否需要进一步治疗。

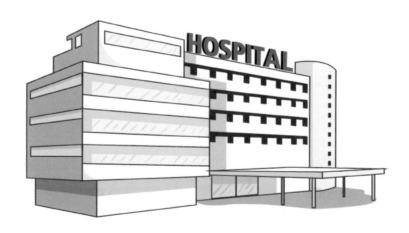

如何预约门诊医生?

门诊医生预约有两种方式。

1. 网上预约（以武汉协和医院为例）

关注公众号"武汉协和医院",点击就医服务→挂号服务→在线挂号→选择武汉协和医院本部→选择需要挂号的科室（如外科→胃肠外科）→选择专家或专病门诊→选择日期、医生→点击预约→手机缴费确认预约。以上方式简单便捷,并且可以提前预约某个专家的门诊。

实名注册：需要输入姓名、身份证号、联系方式等信息。

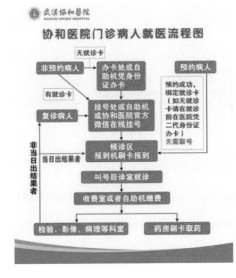

2. 门诊预约

直接到医院门诊排队挂号，或在机器上挂号。门诊有导医台，可以咨询相关问题。

门诊一般做哪些检查?

当您去门诊就诊时，医生除了进行必要的问诊、视诊、触诊等，还需要借助分子诊断、影像学手段等辅助病情的评估和诊断。一般会涉及以下检查。

1. 粪便隐血试验

早期大肠癌常伴有不同程度的出血，当出血较少时不引起粪便颜色改变，此时通过粪便隐血试验可以发现肠道的少量出血。粪便隐血试验虽然不能确诊大肠癌，但是可以作为大肠癌的普查和初筛手段。

2. 血清 CEA、CA19-9、CA125 的检测

可用于大肠癌高危人群的筛查，由于大肠癌血清学诊断的灵敏度和特异度较低，可以通过 CEA、CA19-9、CA125 的联合检测来提高诊断的准确性，对大肠癌的早期筛查有重要意义。此外，这些指标对大肠癌的术后判断预后及复发有一定价值。

3. 直肠指检

直肠指检是诊断直肠癌的重要方法，低位直肠癌时可以通过直肠指检触及肿瘤。

4. 肠镜

肠镜检查对大肠癌有确诊价值。肠镜通过肛门进入直肠，到达结肠，可以在直视下观察结直肠的肠壁、肠腔情况，可以确定肿瘤的部位、大小等，还可以取活检组织来进行组织病理学检查从而确诊大肠癌。

此外，胸部、腹部、盆腔的 CT 和磁共振检查、肝胆胰脾彩超等对于发现病灶的转移有一定帮助。血常规、粪常规、肝肾功能等常规检查可以反映患者的一般情况；腔内超声检查主要用于判断直肠癌分期；PET/CT 检查主要用于肿瘤的诊断、分期和治疗效果评估，一般不作为常规推荐。

直肠指检流程

直肠指检是诊断直肠癌的重要方法，我国约 70% 的直肠癌为低位直肠癌，可以在直肠指检时触及肿瘤。因此，凡是患者有血便黑便、排便习惯改变、粪便变细等症状时，都要进行直肠指检。直肠指检可以检查出肿瘤的部位、大小和范围，肿瘤距离肛门的距离，以及与周围脏器的关系等。

　　直肠指检即医生通过手指在患者直肠内进行触诊。检查时，医生右手戴消毒手套，示指及患者肛门都涂上润滑油或凡士林，现常用液体石蜡。检查时，患者常用体位有以下三种。

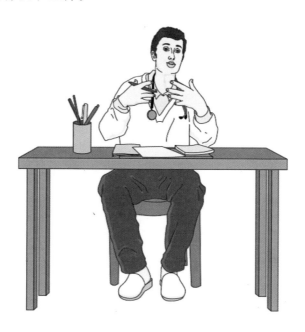

1. 膝胸式

　　适用于检查男性患者，是检查肛门、直肠的较好体位。但患者有不适感，且该体位不易持久，不适用于体弱及重病患者。

2. 左侧卧式

该检查体位较常用，患者和医生都较为舒适。

3. 仰卧式

患者有腹部疾病或不便于改变体位时可用，适用于身体虚弱患者。

如何选择肠镜／什么是无痛肠镜？

肠镜检查是一种侵入性检查方法，普通肠镜检查在检查过程中，需要向肠腔内注入少量气体以扩张或暴露肠腔，部分患者有一定的腹部胀痛和排便的感觉；有的患者肠腔狭窄或者弯曲度过大，肠镜通过结肠时会有牵扯导致的不适或疼痛感。因此，很多人畏惧肠镜检查。在肠镜检查时患者不要过度紧张，做深呼吸，坚持 1～2 分钟等肠镜通过肠道生理性弯曲，胀痛感就会减弱或消失。实际上，由操作技术娴熟、经验丰富的内镜医生来进行肠镜检查，绝大多数患者可以耐受这种不适感。所以大部分人可以首选普通肠镜检查。

虽然腹部胀痛是肠镜检查的正常现象，但是仍有一部分人在心理上惧怕普通肠镜检查，甚至拒绝肠镜检查，进而延误病情诊断，错过了治疗的最佳时机。随着麻醉药品的应用和医疗技术的进步，出现了无痛肠镜检查。对疼痛敏感、有过腹部外科手术或者体型过胖、过瘦的人群，可以考虑无痛肠镜检查。无痛肠镜，就是指患者在行静脉麻醉的情况下，即患者在睡眠状态下进行肠镜检查，检查的过程与普通肠镜检查完全相同。由于患者处于麻醉状态，检查过程中感受不到疼痛，因此被称为无痛肠镜检查。检查结束后停止麻醉，患者可以在短时间内清醒。

但无痛肠镜检查有以下缺点：患者在麻醉状态下无法改变体位，不能很好地配合医生操作检查，而且在某些操作困难、狭窄的肠管中，患者无法告知疼痛情况，因此存在肠穿孔的风险。另外无痛肠镜检查还需要麻醉医生的全程监护，因此无痛肠镜检查的费用明显高于普通肠镜检查。无痛肠镜检查不能适用于所有人群，需要麻醉医生进行检查前评估，排除基础疾病等禁忌证后，方可采用无痛肠镜检查。

肠镜检查前需要注意什么？

1. 心理准备

肠镜检查会带来一定的不适感，患者易畏惧或产生抵触心理。所以患者在进行肠镜检查前要认真听取医生介绍肠镜检查的过程，调整心态，解除思想顾虑，尽量排除紧张、焦虑等不良情绪的干扰。

2. 饮食准备

检查前三天宜吃无渣或少渣半流质饮食，比如稀饭、烂面条、蒸蛋等，不吃蔬菜、水果和粗粮等。检查当日要禁食。

3. 肠道准备

肠道准备是指通过饮食调整和服用药物，使肠道内粪便排空，使结肠腔内达到一种清洁状态，以便肠镜检查时更好地发现病变。检查前服用轻泻剂如聚乙二醇电解质等渗溶液，同时多饮水，以帮助排空、清洁肠道，以完成肠道准备。无痛肠镜要在检查前进行麻醉，因此需要进行麻醉评估，有严重心脏病、心肺功能不全、严重高血压、急性腹泻、严重溃疡性结肠炎、结肠克罗恩病、腹膜炎、妊娠、精神障碍、腹部曾多次进行手术且有明显肠粘连者都禁止做此项检查。患有高血压的患者仍需继续服用降压药，如有其他病史应提前告知医生。

4. 检查准备

检查前患者应换上无菌检查裤。检查时，患者先取左侧卧位，腹部放松，并曲膝。然后，听从医生指挥，按要求更换体位。检查中如有疼痛难忍，要立即向医生诉说，待医生吸出少量气体，患者休息片刻后再继续进行检查。

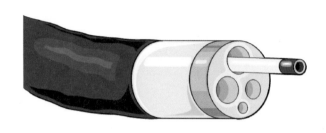

大肠癌影像学检查有哪些？

1. 钡剂灌肠与气钡双重对比造影检查

X线检查是大肠癌最基本的检查方法，普及较广。因空腔脏器的对比度较差，常常要辅以钡剂或气钡双重对比造影。

2. 内镜超声检查

直肠内镜超声是将带有超声探头的内镜导入直肠腔内在肠腔内与肠纵轴垂直的方向进行扫描。超声传感器距病变很近，没有气体干扰，且采用分辨率较高的高频探头，因而对判断病变的浸润深度、有无邻近脏器的侵犯，以及有无肠旁肿大淋巴结等准确率较高，使术前分期成为可能。

3.CT 检查

CT 检查在肿瘤的诊断中占有极其重要的地位，主要应用于肿瘤诊断、分期、判断预后、随访以及制订放疗计划等。对于大肠癌是否常规行 CT 检查，存在不同意见。大多数学者认为对于非进展期大肠肿瘤常规行 CT 检查是不必要的，对于进展期大肠癌，术前 CT 检查对判断是否存在邻近脏器侵犯具有较高的特异性，但对于原发肿瘤的诊断意义甚为局限。

4. 磁共振成像（MRI）

MRI 可以评估大肠癌的肠壁浸润深度。MRI 优良的软组织对比度、多平面直接成像，加之新型造影剂的应用为 MRI 诊断肿瘤奠定了良好的基础。与 CT 相比，MRI 无 X 射线，对人体无损害。MRI 扫描时没有骨伪影的干扰，对于靠近骨骼的病变同样显示得非常清楚。总之，MRI 对中低位直肠癌的诊断、术前分期及手术方案的制订等均有重要指导意义。

5.PET/CT 检查

对于病程较长、肿瘤固定的患者，为排除远处转移及评价手术价值，有条件者可进行 PET/CT 检查。

抽血化验能检查出大肠癌吗？

血清肿瘤标志物是可用于癌症患者检测的一种简易方法，在临床上已有较普遍的应用。癌胚抗原（CEA）和糖类抗原 19-9（CA19-9）是目前常用的大肠癌血清肿瘤标志物。

CEA 是一种广谱的肿瘤标志物，其水平升高常见于大肠癌、胰腺癌、胃癌、乳腺癌、甲状腺髓样癌等。在大肠癌中，CEA 阳性率与肿瘤分期密切相关：早期大肠癌中 CEA 阳性率低于 20%，中期大肠癌中 CEA 阳性率为 40% ～ 80%，晚期大肠癌中 CEA 阳性率为 80% ～ 85%。但吸烟、妊娠和心血管疾病、糖尿病、非特异性结肠炎等中，15% ～ 53% 的人群或患者血清 CEA 水平也会升高，所以 CEA 不是恶性肿瘤的特异性标志物，在诊断上只有辅助价值。CA19-9 是诊断胰腺癌的重要辅助指标，其水平升高可见于胆囊癌、胃肠道肿瘤等，大肠癌中 CA19-9 阳性率仅为 59%。

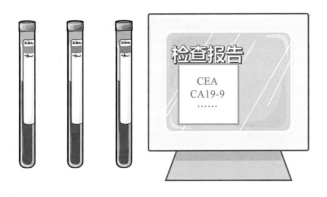

大肠癌确诊"金标准"——病理检查

病理检查已经大量应用于临床工作及科学研究。手术病理检查的目的，一是明确诊断及验证术前的诊断，提高临床的诊断水平；二是诊断明确后，可决定下一步治疗方案及估计预后，进而提高临床治疗水平。通过临床病理分析，也可获得大量极有价值的科研资料。

在大肠癌的确诊过程中，病理检查无疑是一项"金标准"。病理切片检查是指取肿瘤组织制成切片，在显微镜下观察肿瘤组织形态结构及是否是癌细胞，并判断癌细胞的组织来源、分化程度及转移情况等。组织切片常用两种方法制作：冷冻切片、石蜡切片。制作冷冻切片一般仅需 20 分钟就能得到初步检查结果，在临床上常用于术中快检，为医生提供诊断依据，以便决定手术方案。

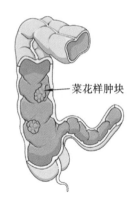

菜花样肿块

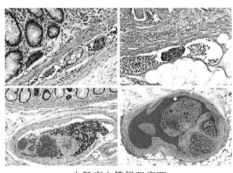

大肠癌血管侵犯病理

　　石蜡切片是指病理医生将肿瘤标本浸在石蜡中，用特制的切片机做成一种薄到透明的膜，然后贴到玻璃片上去染色。通过使用莱卡切片机，切片精确度可达千分之一毫米。病理医生用显微镜观察切片，参考申请单上描述的患者基本情况，综合分析，然后以书面报告将病理情况提供给临床医生参考。整个过程需要 72 小时以上（节假日顺延）。遇到病理学疑难问题（5% ～ 10%）时，可能需要数周时间进行进一步特殊染色、免疫组化、会诊讨论等来做出正确判断。

住院期间需要注意哪些方面?

　　住院后，患者需要避免过分担心，在治疗过程中，需要积极配合医务人员的安排，一般会有以下注意事项。

　　（1）完善术前常规检查：血常规、尿常规、凝血功能、肝肾功能、电解质、血糖、心电图、胸片、腹部B超等。根据病情需要可能会做一些特殊检查，如胃镜检查、肠镜检查、CT检查、消化道造影、钡灌肠等。

（2）术前需戒烟2周以上，以免呼吸道分泌物增多引起咳嗽甚至呼吸道感染。

（3）为配合术后护理，术前需做深呼吸、有效咳嗽等锻炼。

（4）术前医生会与患者及其家属进行术前谈话。术前一天会为患者做手术区皮肤准备（剃除毛发）、灌肠等，手术当日留置胃管、导尿管等，请做好相关准备并配合。

（5）术前要做的准备：①饮食：术前2～3日进食半流质食物，一般术前12小时禁食，4～6小时禁饮；有肠梗阻患者需要禁食补液。②个人卫生：术前应洗头、洗澡、剪指甲、剃须。

（6）手术当日早晨穿好病员服，去除一切金属物品如发卡、饰物、假牙、眼镜等，排空大小便。肌内注射术前用药后应卧床休息。

手术篇

肠癌治疗，手术为主

什么是腹腔镜手术？有哪些优点？

　　腹腔镜是一种带有微型摄像头的器械，腹腔镜基本设备主要包括摄像系统、气腹系统、能源系统和手术器械，其中摄像系统和气腹系统是开展各类腹腔镜手术的必备设备。腹腔镜手术便是利用腹腔镜及其相关器械进行的手术。

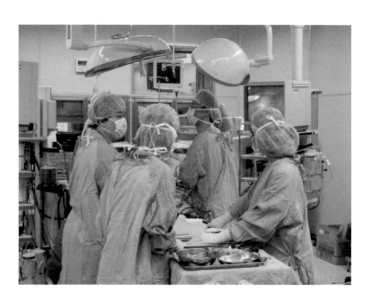

　　大肠癌腹腔镜手术是借助腹腔镜进行大肠癌肿瘤切除的手术。医生会在患者腹部开4～5个直径为5～10 mm 的小孔，然后通过小孔放入腹腔镜摄像系统，同时通过其他小孔将手术器械放进腹腔，在腹腔镜的引导下将肿瘤分离切除后，再在腹部开一个 5 ～ 10 cm 的辅助

切口或者通过人体自然腔道将标本取出。目前腹腔镜手术用于大肠癌治疗的临床实践已有 30 余年，从多孔到单孔、2D 到 3D，其操作精准、创伤小、恢复快等优势得到外科医生的广泛认可。大规模临床试验 COLOR 和 MRC-CLASSIC 均表明腹腔镜手术对结肠癌是安全有效的，其肿瘤学安全性等同于开放手术，且术后的短期恢复效果更好。NCCN 指南指出对于可根治的结肠癌，腹腔镜手术应由经验丰富的外科医生操作，可以达到与开放手术相同的生存率。另外超声刀、胃肠吻合器等的应用也可缩短手术时间、减少出血，使消化道重建更加精准安全。总的来说，腹腔镜手术术后患者疼痛轻、恢复快、住院时间短、并发症少，但能否开展腹腔镜手术仍需医生进行综合评估。

073

大肠癌的手术方式有哪些？

大肠癌的治疗目前仍以手术为主，那么大肠癌的手术方式有哪些呢？目前临床上主要有根治性手术和姑息性手术。根治性手术术中可以完整切除肿瘤及引流的区域淋巴结。姑息性手术指由于肿瘤的广泛转移或手术医生根据术中评估判断肿瘤无法完整切除而采取的短路手术或减瘤手术，目的是改善患者梗阻症状、肿瘤负荷等，减轻患者的痛苦，延长患者的生命。

常见的结肠癌根治性手术的手术方式如下：①右半结肠切除术，盲肠、升结肠、结肠肝曲部位的肿瘤应行右半结肠切除术。②横结肠切除术，顾名思义，横结肠上的肿瘤应行横结肠切除术，但是不包括靠近肝脏和脾脏部位的横结肠肿瘤。③左半结肠切除术，结肠脾曲、降结肠肿瘤应行左半结肠切除术。④乙状结肠切除术，乙状结肠肿瘤应行乙状结肠切除术。

常见的直肠癌手术方式如下：①腹会阴联合直肠癌根治术（Miles 术），适用于肛管癌、直肠下段癌，这种手术不保留患者的肛门，因此会在左下腹设置一个人工肛门。②直肠低位前切除术（Dixon 术），是目前应用最多的直肠癌根治性手术，适用于直肠中、高位的直肠癌，这种手术可以保留肛门，同时随着技术的进步，越来越多的低位保肛甚至得以实现。③经腹直肠癌切除、近端造口、远端封闭术（Hartmann 术），这种手术适用于全身一般状况很差、年老体弱，不能耐受 Miles 术或不宜做 Dixon 术的患者。

早期大肠癌如何治疗？

早期大肠癌及癌前病变患者可以采用内镜下治疗，就是俗话说的不用开刀。内镜下切除仅需在肠镜自身孔道内将手术器械送达病灶，对病灶进行微创切除治疗，不影响患者正常生理功能。目前内镜下切除术方式很多，包括内镜下活检钳钳除、凝除（适用于直径在 5 mm 以下的病变），内镜下黏膜切除术（适用于无蒂且直径在 5 mm 以上的病变），内镜下黏膜剥离术（适用于直径小于 2 cm 的肿瘤）。

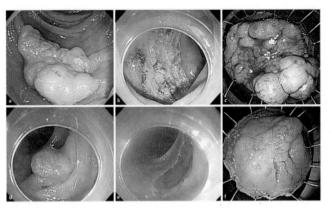

内镜下黏膜剥离术（ESD）切除早期大肠癌

内镜下切除也是存在风险的，早期大肠癌需要完善术前检查，评估无明显淋巴结或远处转移可能，肿瘤直径小于 2 cm 的患者，可以考虑行内镜下局部切除。术后根据切除标本的基底部切缘及肿瘤性质评估是需要追加根治性手术还是定期复查，也可以直接进行根治性手术。

中晚期大肠癌能手术切除吗？

即使是中晚期大肠癌，也不能轻易放弃治疗。目前有部分中晚期大肠癌患者是可以通过手术治疗，甚至达到治愈标准的。

中晚期大肠癌根据是否远处转移分为非转移性大肠癌（M0）和转移性大肠癌（M1），转移性大肠癌又可细分为转移部位局限于单个器官／部位（M1a）和转移分布于一个以上器官／部位或腹膜转移（M1b）。针对M0的中晚期大肠癌一般情况下可以手术切除，手术方法如前几节所述；M1a的中晚期大肠癌，通过术前影像学评估转移灶切除可能性，可以行一期切除原发灶和转移灶，或者在转化治疗后根据评估行手术切除；M1b的中晚期大肠癌一般情况下不能手术切除。

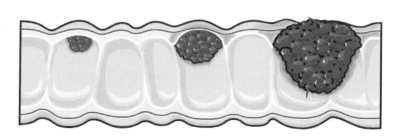

什么是新辅助治疗？哪些人群适用？

对于中晚期大肠癌，临床上目前仍以手术治疗为主，辅以化疗、放疗、靶向治疗等多种手段综合治疗，力求治疗效果达到最好。但是部分患者的肿瘤经过全面评估尚不能及时手术切除，特别是肿瘤"坏蛋"很强大，甚至已经"拉帮结派"出现扩散转移，那么，要考虑是不是能够通过辅助治疗使"坏蛋势力"变小，再进行手术。如果已经完全没有机会进行手术，在条件允许的情况下应尽早开始放化疗等。在以上情况下新辅助治疗应运而生，那么临床上患者经常会问："医生，什么是新辅助治疗？我的病需要新辅助治疗吗？"

新辅助治疗是在一些肿瘤体积较大、伴有周围淋巴结转移或者估计手术切除较为困难的局部中晚期大肠癌患者开展根治性手术前应用的全身性放化疗，其目的主要是通过放化疗来不同程度地减轻体内肿瘤负荷，及早控制远处转移病灶，使得瘤体缩小降期，增加根治性手术切除机会，提高保肛率，从而降低术后局部复发和远处转移的风险，改善患者的生活质量，最终延长患者的生存时间，进而综合提升大肠癌的治疗效果。

新辅助治疗方式包括化疗和放疗。目前常用的新辅助化疗药物包括 5- 氟尿嘧啶（5-Fu）、亚叶酸钙（LV）或卡培他滨、奥沙利铂、盐酸伊立替康等对大肠癌疗效高的药物，方案有 CapeOx、FOLFOX、FOLFIRI 等。术前放疗目前多主张中等剂量放疗，一般持续 6 周左右，放疗后肿瘤组织明显坏死并纤维化。化疗与放疗同时进行，持续至可以手术为止。新辅助治疗对于增加患者手术机会具有重要意义。

新辅助治疗具有严格的适应证，根据指南：①T3和/或淋巴结转移的可切除直肠癌患者，推荐术前新辅助放化疗。②T4或局部晚期不可切除的直肠癌患者，必须行新辅助放化疗。③大肠癌患者合并肝转移和/或肺转移，可切除或者潜在可切除，推荐术前化疗或化疗联合靶向药物治疗：西妥昔单抗（推荐用于 Ras 基因野生型状态患者）或联合贝伐珠单抗。新辅助治疗后必须重新评价，根据患者实际情况多学科讨论是否可行手术。

新辅助治疗存在的问题：放化疗具有一定的副作用，放化疗在杀伤肿瘤细胞的同时，也不可避免地引起正常细胞的损伤，坏死肿瘤细胞产生的代谢产物也会引起身体相应反应，不可避免地引发副作用，包括放化疗后产生的精神不振、食欲不振、骨质疏松、皮炎、恶心、呕吐、腹痛、腹泻、便秘等，轻微时可以自行缓解，严重时需要及时就医，进行对症治疗。另外，部分中晚期大肠癌患者对新辅助治疗不敏感，术前新辅助治疗不但不能使其受益，反而有延误病情之虞，因此新辅助治疗具有一定的风险。随着精准医学的不断进步，相信未来可以判断哪些患者对放疗或某一化疗方案具有较高的敏感性。

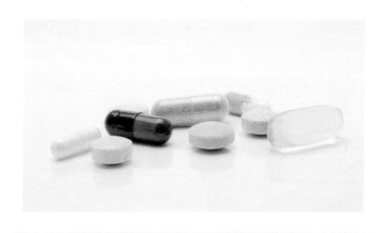

大肠癌手术能保留肛门吗?

大肠癌手术中患者及其家属经常关心的一个问题便是手术能否保住肛门，这直接关系到患者以后的生活质量。不是所有的大肠癌手术都需要切除肛门，能否保住肛门与哪些因素有关呢?

这主要取决于肿瘤所在的部位，也就是肿瘤距离肛门的远近。长在结肠位置的肿瘤，一般距离肛门较远，所以通常都能保留肛门。而长在直肠位置的肿瘤，需要根据与肛门的距离进行分类，通常分为高位直肠癌和低位直肠癌。高位直肠癌一般距离肛门边缘 7 cm 以上，低位直肠癌距肛门边缘 5 ～ 7 cm；高位直肠癌一般能保留肛门，而低位直肠癌需要根据患者情况综合考虑能否保肛。

低位直肠癌在直肠癌中较常见。传统观点认为，手术切除低位直肠癌时须一并切除肛门，行人工肛门手术，但这样患者术后生活质量较差。随着科学的进步，目前低位或超低位保肛手术已成为可能。直肠癌手术是否保肛应由权威专家进行评估，需遵循保证肿瘤得到根治切除的原则，综合评估肿瘤的位置、浸润深度、分化程度、患者的身体状况等。对于一些肿瘤浸润较深，不适合保肛的患者，在满足新辅助治疗适应证的情况下，可以行术前新辅助治疗。部分患者对新辅助治疗较敏感，治疗后肿瘤发生退缩，可以达到保肛的条件。已有研究显示，新辅助治疗可以提高低位直肠癌患者的保肛率。但同时应该注意到，仍有部分患者对新辅助治疗不敏感，治疗后依旧达不到保肛的条件。此类患者还有可能遭受放化疗带来的大肠功能障碍、性功能障碍等副作用的影响，同时还增加了经济负担。因此是否行新辅助治疗也是需要综合考虑的。

不能保肛该怎么办?

有些大肠癌患者因为肿瘤位置靠近肛门处，不满足保肛条件，需要行 Miles 术（腹会阴联合直肠癌根治术），其手术范围除了癌变大肠及其周围组织外，还包括肛门及其周围 5 cm 以内的皮肤，同时还要行永久性结肠造口，建立人工肛门。

建立人工肛门后，粪便从腹部造口处排出，而不经肛门，患者除了需要永久佩戴造口袋外，还要面对排便方式的改变，可能会因暂时无法适应而造成身心障碍。家属要帮助患者树立信心、克服对造口的恐惧，早日适应造口袋的生活。患者在日常生活中需要注意以下事项：穿着比较宽松的衣服，避免压迫造口，影响造口处的血液循环。在日常生活中可以洗澡，但一定要注意防水，避免渗入水而影响造口的稳定，此外还应保持肠造口周围皮肤的清洁干燥。长期服用抗生素、免疫抑制剂和激素的患者，应当特别注意肠造口部位真菌感染。造口后患者应积极调控心理，可以适当做一些运动，但是要避免仰卧起坐、举重等增加腹内压的运动以及重体力劳动，从而减少造口旁疝的发生。造口袋应定期更换，外出远行时患者可以多带一些造口袋以备使用。术后注意饮食规律、清淡、卫生，避免过度粗糙的食物，多食用豆制品、绿色蔬菜及新鲜水果。

大肠癌手术过程中存在哪些风险？

随着医疗技术的发展，大肠癌手术治疗的风险已经降到很低，但是患者间个体差异大、手术时间长、手术创伤大，手术治疗过程中有时会出现一些特殊情况，主要风险如下。

（1）发生麻醉意外，既往心脑血管病史的患者有心肌梗死、脑卒中的风险。

（2）术中大出血，导致失血性休克。

（3）术中发现肿瘤浸润较广而无法做到根治性切除，可能会行短路手术。

（4）术中发现肿瘤浸润至周围器官/组织，需要切除部分肝脏、胃、胆囊等器官。

（5）术中可能出现输尿管损伤。

（6）术中可能出现盆腔神经损伤，影响排尿功能及性功能。

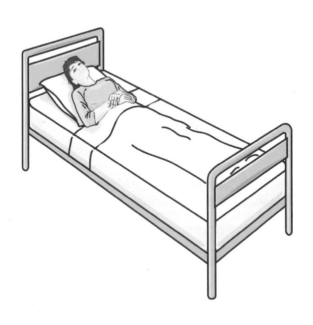

什么是纳米碳淋巴示踪技术?

纳米技术也广泛应用于临床医疗中，在大肠癌手术中有的采用了纳米碳淋巴示踪技术，下面简要介绍什么是纳米碳淋巴示踪技术。

经淋巴结转移是大肠癌转移的主要途径，与手术后肿瘤复发相关。大多数转移淋巴结较小，不易被发现。纳米碳因为尺寸特殊，可以模拟肿瘤细胞的淋巴结转移途径。通过在肿瘤部位注射纳米碳试剂，使其沿着淋巴管道到达淋巴结部位，淋巴结出现黑色，便于术者识别。纳米碳淋巴示踪技术有利于手术过程中发现并切除微小淋巴结，降低漏诊率；同时帮助病理医生在切除的标本中找到淋巴结，提高诊断的准确性。但纳米碳并不能使所有相关淋巴结染色，因此也存在一定的局限性。

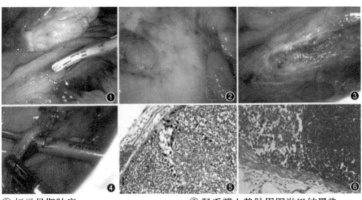

① 标示早期肿瘤　　　　　　　② 肠系膜上静脉周围淋巴结黑染
③ 肠系膜下动脉根部淋巴结黑染　④ 肠系膜下动脉根部黑染淋巴结清扫
⑤ 黑染淋巴结无转移（×10）　　⑥ 黑染淋巴结有转移（×20）

什么是热灌注化疗?

大肠癌手术过程中,肿瘤细胞可能浸透肠壁全层进入腹腔,导致术后腹腔肿瘤复发。部分患者可以通过采取热灌注化疗从而达到杀灭残余肿瘤细胞的目的。

热灌注化疗是将腹腔化疗与热疗相结合的一种治疗方式,通过将含化疗药物的灌注液恒温灌注腹腔来治疗大肠癌术后腹腔复发。热灌注化疗的优势:提高肿瘤部位的化疗药物浓度,避免静脉注射产生的全身副作用;在杀伤肿瘤细胞的同时,还可以增强化疗药物的抗肿瘤作用。腹腔热灌注化疗适用于肿瘤细胞浸润至浆膜层(大肠最外层)可能发生腹腔转移的患者,以及已经发生术后腹腔转移的患者。

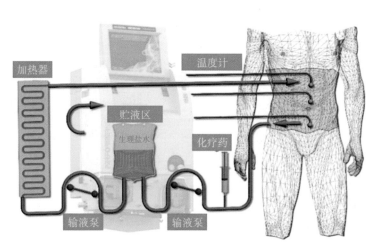

腹腔热灌注化疗流程

为什么手术后放置引流管?

　　引流管一般由硅橡胶或聚氨酯等材料制成,使用时放置在患者手术部位,体外端接负压引流装置。

　　大肠癌术后放置引流管可以排出积存于腹腔内的各种液体,减少感染的发生,同时有助于早期发现并发症,如术后出血、吻合口漏、感染等,便于早期进行处理。预防性的引流要保留至术后 7 ～ 10 天或患者进食后 1 ～ 2 天。此外,放置腹腔引流管会导致一些并发症,如消化道瘘、腹腔感染、肠粘连、拔管困难、引流管断裂落入腹腔等。因此临床医生会根据具体情况决定是否放置引流管。

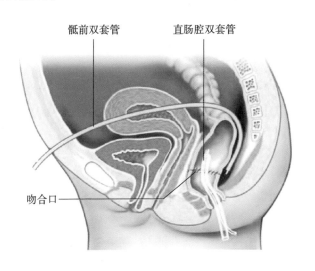

骶前双套管　　直肠腔双套管

吻合口

为什么要在直肠癌术中造瘘？

　　一些患者虽然保留了肛门，但是部分患者会行末端回肠造瘘术，也称为预防性造口。以后在比较合适的机会将造口还纳，那么直肠癌术中造瘘有必要吗？

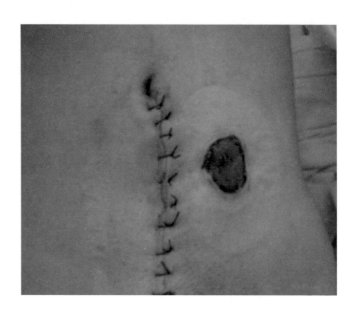

　　直肠肿瘤切除后，远端和近端肠管吻合部位由于感染、血供差等因素易发生吻合口漏。术中造瘘即是在吻合口前段肠壁（如回肠或横结肠）开口，并在对应腹壁开口与体外相通，粪便在到达吻合口部位前通过造瘘口排出，从而避免污染手术部位，有效预防吻合口漏的发生及再手术风险。对于具有发生吻合口漏风险的患者，如肿瘤距肛门近、做过盆腔放疗、合并糖尿病等，建议术中造瘘。如果做了预防性造瘘肯定还需要二次手术吻合，至于还纳时机的选择，很多人认为越早越好，但实际可能不是这样的。直肠癌最怕的就是复发问题，所以何时还纳要考虑直肠癌的复发时间。

大肠癌发生肝转移及其他器官转移能手术吗?

临床上一些晚期大肠癌患者出现了肝转移等时，患者及其家属往往会失去治疗的信心，那么转移后的大肠癌还能手术治疗吗？其实，随着医疗技术的不断进步，目前临床对于晚期大肠癌转移也不是束手无策的，已经有部分转移患者通过治疗延长了生存期，提高了生活质量。

大肠癌最常见的转移部位是肝脏，国外数据显示10%～25%的患者初诊时即已发生肝转移。大肠癌发生肝转移能否手术治疗需要综合考虑原发灶、肝转移灶及患者身体状况等。一般来说，在保证大肠癌原发灶可以根治切除、患者能耐受大型手术的前提下，肝转移灶小且数目少时可以行手术治疗。对于一些肝转移灶不可切除的患者，如果术前行转化治疗（化疗联合靶向治疗），使肝转移灶肿瘤变小，同样可以行手术治疗。另外对于大肠癌肝转移无法手术的患者，治疗的主要目的则在于延长患者的生存期、提高生活质量等。

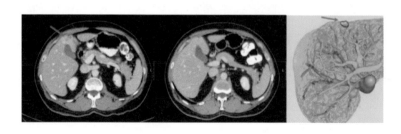

　　此外，射频消融也是一种针对肝转移的重要术式。射频消融是指将电极导管穿刺进入肿瘤组织，通过产生热能杀死肿瘤细胞。根据手术方式不同分为超声、CT、MRI 引导下经皮射频消融术，腹腔镜射频消融术及开腹射频消融术等。在肝转移灶小且数目少的情况下，射频消融对于不能经手术治疗的大肠癌肝转移患者具有一定的临床治疗效果。对于复杂大肠癌肝转移患者，需要综合外科（手术）、肿瘤科（放化疗）、介入科（射频消融）等多学科意见，制订相应的治疗方案。

　　大肠癌肺转移、骨转移或脑转移相对肝转移来说发病率较低。其治疗方案与肝转移类似，只有在满足原发灶、转移灶可切除以及患者身体情况允许的条件下才能行手术治疗，或不可切除转移灶在放化疗后满足可切除的条件也可行手术治疗，医生可根据患者身体情况进行综合评估，进而制订治疗方案。

术后篇

早期术后

术后需要注意哪些事项？

术后身体快速恢复一直是医生和患者都关心的问题，目前大肠癌患者术后推荐加速康复外科（enhanced recovery after surgery，ERAS），目标是通过一系列优化围手术期的综合手段促进胃肠功能的快速恢复，减少患者身心的创伤应激，实现快速康复。

对于患者来说，以下措施有助于术后恢复。

（1）术后应早期活动，手术完成清醒后即可做深呼吸锻炼，多翻身拍背，以便心肺功能恢复。在无痛情况下，术后第一天即可下床活动，先尝试坐床边，如果感觉良好再尝试来回走 60 m（4 个来回），全程 240 m。早期下床活动可以防止静脉血栓和肺感染，缓解术后疲劳和睡眠障碍，有利于胃肠功能和精神心理状态恢复。

（2）术后清醒后即可按照医生安排饮少量温开水，也可以嚼口香糖促进胃肠功能恢复，预防肠梗阻。术后三天恢复全流食，可有效缓解术后的恶心呕吐及肠麻痹，也可以减少术后感染及并发症，缩短住院时间。

（3）术后镇痛，术后合理补液，术后早期解除心电监护、拔除腹腔引流管和导尿管等也可促进患者快速康复。

术后多久可以吃东西？饮食上要注意什么？

大肠癌术后，患者和家属很关心多久可以喝水、吃东西，那么大肠癌术后饮食要注意哪些事项呢？

手术后，大肠癌患者从麻醉中刚苏醒，机体功能尚未完全恢复，不能立即吃东西，如果立即吃东西有食物反流误吸的风险。另外，术后早期肠道处于生理麻痹期，肠动力不足，胃肠吸收能力差，肠道吻合口处尚未愈合，存在炎症情况，立即进食可能污染伤口，严重时会出现肠梗阻和吻合口漏症状，所以术后不能立即进食。术后患者和家属应认真遵循医嘱，有问题及时和医护人员沟通，避免出现各种预后不良问题。

大肠癌患者术后一般需禁食 3 ～ 4 天，待肠道蠕动功能恢复、肛门排气后可以进食流食，如米汤、菜汤等。饮食应以清淡流质为主，少食多餐，避免刺激性食物，少吃富含膳食纤维的食物（如韭菜、芹菜等），以避免出现肠梗阻。术后一周可进半流质饮食，如稀饭、面条等，逐渐恢复常规饮食。

大肠癌患者术后常规饮食应注意哪些问题呢？

原则上不必忌口，以易消化的食物为主，鼓励患者多吃富含营养的食物（如肉、鱼、蛋、豆类、谷类等），尤其要多吃新鲜蔬菜和水果，因其中含有丰富的维生素C，对抗癌有一定的作用。中晚期大肠癌患者应选择富含营养、易消化吸收的食物，如进食困难，则尽量吃营养价值高的流质或半流质饮食。患者应禁烟酒，减少酸、辣等刺激性食物的食用。

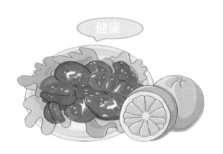

健康

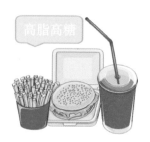

高脂高糖

术后多久排气？多久排便？

大肠癌术后，医生查房时经常会问患者有没有"放屁"，"放屁"是肠道蠕动功能恢复的一个体现，也就是排气顺畅。

大肠癌术后排气，证明消化道功能顺利恢复。在快速康复措施下，通常术后排气基本在术后24～48小时。如术后排气时间较晚，则应结合患者年龄、体质、下床活动等情况综合分析，判断是否存在吻合口漏、腹腔内急性出血等并发症导致肠道蠕动减慢的情况存在。

大肠癌术后一般 24～48 小时的排便，对于未保肛的直肠癌患者，粪便从腹部造口排出，由造口袋收纳粪便。直肠癌保肛术后的患者肛门仍在，具有括约肌功能，只是储存粪便的直肠基本被切完，由结肠代替直肠，术后排便次数一般会发生改变，包括排便次数增多或减少（便秘）。术后患者排便能力是慢慢恢复的，患者可以进行收缩肛门锻炼、灌肠治疗或者药物治疗等。

收缩肛门锻炼：在经过手术后，患者的肛门收缩功能都会出现一定程度的下降，因此需要进行收缩肛门锻炼以便尽快恢复正常排便。一般是早中晚各训练收缩 100 次。通过积极的治疗和恢复锻炼，术后患者会逐渐恢复正常，不必过于担忧，一步一步来即可。另外，如果排便方面的问题较为严重，可服药治疗，例如便秘的患者可口服麻仁丸或乳果糖等促进肠道蠕动的药物。患者还可以定期进行灌肠，以帮助排便，同时促进规律排便习惯的养成。一般在术后初期，患者排便会不规律，三个月后开始慢慢恢复，约在一年后会恢复到一个稳定的水平。

术后发热

　　术后发热是最常见的并发症，约 72% 的患者体温超过 37 ℃。术后发热不一定是由感染引起的，非感染性因素包括手术时间长（超过 2 小时）、组织损伤范围大、术中输血、药物过敏等。若患者体温不超过 38.5 ℃，可不予处理，体温过高者可以行物理降温，对症处理，予以密切观察。感染性因素包括患者体弱、营养状况差、年龄大、患有糖尿病、肥胖等，还有伤口、组织、尿道细菌感染等。

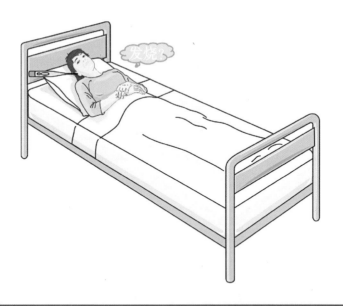

术后疼痛及镇痛药使用

　　术后疼痛是术后常见的并发症之一，术后手术切口疼痛属于正常的生理现象，疼痛可以随着时间推移逐渐减轻。

手术切口在 2～3 周会结痂，这时伤口组织开始增生，持续 3～6 个月增生才逐渐停止，瘢痕才会逐渐变软。瘢痕开始增生的时候，局部会出现发红、发紫、变硬的现象，因为瘢痕处有新生的神经末梢，所以瘢痕会出现痒痛，一般以刺痛最为明显。对于这种类型的疼痛一般不需要做特殊处理，如果患者感觉疼痛明显可以使用镇痛药辅助治疗。此外，也可以使用物理镇痛的方法，使用冷、热疗法减轻局部疼痛，如用热水袋、热水浴、局部冷敷等方法。如果是切口炎症导致的手术切口疼痛，需要做好切口部位的消毒工作，在医生指导下口服抗生素进行治疗；如果切口炎症较为严重，长期不愈合，可以通过清创、再次缝合进行处理。

大肠癌术后镇痛对于患者恢复具有重要作用。镇痛药治疗是首选方法，主要采用口服治疗，具有方便、有效、安全等特点。

镇痛药包括以下几种：①非阿片类药物，主要是非甾体抗炎药，如对乙酰氨基酚、布洛芬、双氯芬酸钠等，对轻度疼痛效果好。②弱阿片类药物，如可待因、曲马多等，可联合非甾体抗炎药使用，主要用于中度疼痛患者。③强阿片类药物，代表药物有吗啡、芬太尼、羟考酮等，多用于难以忍受的重度剧烈疼痛患者。另外，激素（如地塞米松）、抗惊厥药物（如卡马西平）、酚噻嗪类药物（如异丙嗪）等可以辅助镇痛，并能减少阿片类药物的不良反应。除了口服，镇痛药贴剂也可经皮吸收，随着技术的进步还可选择镇痛泵通过硬膜外或静脉途径自控镇痛治疗。所有镇痛药应在医生的指导下规范、合理、正确地使用，确保有效缓解疼痛。

人工肛门的术后护理

造口在希腊语中是"腹壁上的开口"的意思。在临床疾病治疗过程中，术后为了避免肠道内容物流到肠吻合口处导致吻合口感染，或者为了缓解患者肠梗阻带来的痛苦，或者作为肛门切除后永久的粪便排泄出口，会人为地在患者腹部做一个开口，并将一段肠管固定在腹壁，起排泄粪便的作用，这就是"肠造口"，俗称"人工肛门"。

肠造口的形成不仅仅是手术的结束，更是造口护理的开始，肠造口护理是造口者日常生活中必不可少的一部分。

肠造口患者常常出现焦虑、自卑、抑郁等心理问题，特别是患者第一次看到自己的肠造口黏膜时通常会感到害怕和不适。这时，医护人员和患者家属要给予患者心理上的关怀和安慰，并鼓励患者尽早适应肠造口的存在，学会肠造口的护理方法，促进心理康复。

肠造口后患者平时要经常观察造口处黏膜颜色，造口是否有水肿等，正常的肠造口应是红色或者粉红色，肠表面光滑湿润。如果看到黏膜颜色加深甚至变成黑色，则表明血流不畅，需要尽快处理。患者平时可以使用生理盐水清洁造口黏膜和周围皮肤，有利于防止感染。

恢复期后，患者基本能够自己护理肠造口，此时在日常生活中也要注意。衣着上，建议患者穿着宽松柔软的衣服；饮食上，一段时间后患者可以恢复术前的饮食，但尽量少食辛辣、易产气的食物；患者平时可以进行一些简单的体育锻炼，如散步，应当避免剧烈运动；在身体状况恢复之后，肠造口患者可以考虑重返工作岗位，但仍要避免重体力劳动，以免因腹压过大导致造口旁疝或造口脱垂；患者在恢复后可以有性生活，但双方要做好心理准备和造口检查工作；鼓励患者参与各种社交活动，有利于提高生活质量。

肠造口护理是一个循序渐进学习的过程，对永久性肠造口患者来说这将是生活中不可避免的一部分，认识到这一点后，努力适应和掌握造口护理方法，有助于提高生活质量。

术后拆线时间及出院时间

　　术后拆线时间应根据切口位置、患者年龄和营养状况等决定，一般大肠癌术后 7 ～ 14 天拆线。年轻患者可以适当缩短拆线时间，老年患者及营养状况差的患者可延迟拆线，可以根据患者情况采用间隔拆线。

　　大肠癌术后患者如果达到以下标准基本上就可以出院：没有发热、严重的腹痛等不适的表现（评价胃肠功能恢复的标准是患者有排气、排便）；可以经口进食，至少是半流食；没有伤口感染等并发症。采取传统开放手术的患者，术后一般 7 ～ 10 天可以出院；采取微创手术的患者，术后一般 3 ～ 4 天可以出院。

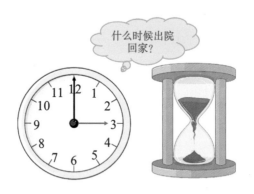

术后放化疗

为什么要做化疗?

化疗是化学药物治疗的简称,就是利用化学药物杀死癌症患者体内的癌细胞,从而达到治愈或控制癌症的目的。

化疗是目前治疗癌症有效的手段之一,和手术、放疗一起并称癌症的三大治疗手段。手术和放疗属于局部治疗,只对治疗部位的肿瘤有效,对于潜在的转移灶和已经发生临床转移的癌症就难以发挥有效作用。而化疗是一种全身治疗的手段,化疗药物会随着血液循环分布于全身的绝大部分器官和组织中。因此,对一些有全身播撒倾向的肿瘤及已经转移的中晚期肿瘤,化疗是主要的治疗手段。

对于手术后的大肠癌患者,早期进行化疗可以有效抑制潜在转移灶,提高患者的治愈率。在转移性的中晚期大肠癌患者中,化疗可以有效延长患者的生存时间,提高患者的生活质量。化疗方案的选择需要根据患者的营养状况、伴发疾病和重要脏器功能等来确定。

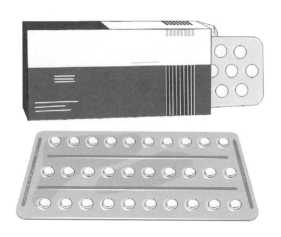

化疗常用药物有哪些? 周期多长?

　　一般来说,对于Ⅰ期大肠癌患者,术后无需化疗;对于Ⅱ期大肠癌患者,如果有以下高危因素(淋巴结转移数目多、组织学分化差、有周围组织浸润、肠梗阻、切缘阳性、送检淋巴结不足 12 枚等),推荐进行术后化疗;美国 NCCN 指南推荐Ⅲ期大肠癌患者术后进行 6 个月的辅助化疗,且术后如患者身体状况可,应尽早化疗;Ⅳ期大肠癌患者无论是否手术均应进行化疗。常见的化疗如 XELOX 方案,3 周为 1 个周期,推荐做 8 个周期;FOLFOX4 方案,2 周为 1 个周期,推荐做 12 个周期等。

化疗常用药物如下所示。

5-氟尿嘧啶（5-FU）类	5-FU进入癌细胞后，可以与脱氧胸苷酸合成酶（TS）、10-甲酸四氢叶酸结合，阻止癌细胞合成脱氧胸苷酸（DNA合成原料），DNA的合成受阻后，癌细胞也进而被消灭。它是临床应用广泛的药物之一，衍生药物有卡培他滨、替吉奥等
亚叶酸钙（LV）	亚叶酸钙本身并没有直接的抗癌作用，它可以促进5-FU与脱氧胸苷酸合成酶结合，放大5-FU的抗癌作用。5-FU与亚叶酸钙联用已成为大肠癌化疗的基础用药
奥沙利铂（L-OHP）	奥沙利铂是第三代铂类药物，它进入癌细胞后，可以直接与其DNA结合，损伤DNA，进而造成癌细胞死亡
伊立替康（IRI）	伊立替康为半合成水溶性喜树碱类衍生物，它可以与拓扑异构酶Ⅰ结合，引起DNA单链断裂，阻止DNA复制及抑制RNA合成，进而起到抗癌作用

目前，术前新辅助化疗越来越受到临床医生的青睐。所谓新辅助化疗指的是诱导化疗，也被称为手术前的全身化疗，其主要目的是使患者体内的肿瘤病灶体积缩小或提前消灭看不见的转移癌细胞，有助于改善患者手术前的状态并为后续手术或放疗创造有利的条件。美国 NCCN 指南推荐，Ⅲ期直肠癌患者在术前接受 2 ～ 3 个月的新辅助化疗，化疗后 5 ～ 10 周再行根治性手术。

什么是大肠癌的靶向治疗？

靶向治疗，顾名思义，就是将肿瘤细胞当作靶心，将靶向药物当作飞镖，"直中靶心"，这就是靶向治疗的原理，也是靶向治疗的副作用相比放化疗小的原因。通过靶向治疗，可设计相应的治疗药物，药物进入体内会特异性地选择与致癌位点相结合而发生作用，使肿瘤细胞特异性死亡，而不会波及肿瘤周围的正常组织细胞，所以分子靶向治疗又被称为"生物导弹"。如果将治疗癌症看作一场战争，那么传统的放疗、化疗就是"狂轰滥炸"，在杀灭肿瘤细胞的同时也损伤了部分正常的细胞，而靶向治疗是一种比较精准的方法，先要给肿瘤进行定位，给肿瘤细胞做好标记，然后对这些靶点狠狠地投掷"手榴弹"，使"无辜"的细胞幸免。

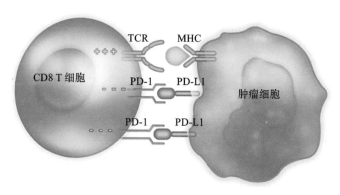

迄今为止，很多靶向药物凭借其在临床上优异的疗效进入了医学界公认的标准治疗方案和规范，如伊马替尼，其将慢性髓系白血病的 5 年生存率由 30% 提高到了 89%；应用于大肠癌治疗的西妥昔单抗和贝伐珠单

抗，也在大规模的临床试验中被证实能提高患者缓解率，减轻肿瘤耐药；PD-1抗体尼伏单抗，也在黑色素瘤中起到显著疗效。现在，还有更多更先进的靶向药物正在研发和试验中，相信不久之后，靶向药物会使肿瘤无处遁形。

虽然靶向治疗精准有效，但不是所有人都适合该治疗。其一是价格昂贵，一般家庭难以承受；其二是长期使用会出现耐药性，一旦出现耐药性，其对病情的控制就会大打折扣，严重时还会导致病情加重；其三是不是每个癌症患者都适合靶向治疗，目前它只适用于具备相关基因特定状态的人群，建议在做靶向治疗前先进行基因检测。

那么，哪些患者适合进行靶向治疗呢？

以西妥昔单抗治疗为例，KRAS基因是参与形成表皮生长因子受体的重要基因，西妥昔单抗是抗表皮生长因子受体抗体，因此西妥昔单抗的治疗效果取决于KRAS基因的突变情况，在治疗前必须要对患者进行基因检测。目前认为KRAS基因野生型大肠癌患者使用西妥昔单抗治疗可能获益，若KRAS基因发生突变，会有部分患者出现耐药而无效。同时，应用西妥昔单抗时也必须联合常规全身化疗来进一步提高疗效。

什么是放疗?

放疗是利用放射性同位素产生的 α 、β 、γ 射线和各类 X 射线治疗机或加速器产生的 X 射线、电子线和质子束等治疗恶性肿瘤的方法,是治疗癌症的主要方法之一。

放疗主要用于直肠癌患者的治疗,直肠癌行根治性切除术后,仍有27% ~ 50%的患者会出现术后局部复发,因此,需要辅助放疗和化疗来降低术后复发率。直肠癌术后放疗仅适用于距肛缘12 cm 以下的肿瘤,对于是否需要追加化疗,与患者术后的病理报告密切相关。对于未能达到根治的直肠癌或怀疑有肿瘤残留的患者,需要进行术后放疗。

放化疗副作用

放化疗强力杀伤肿瘤细胞的同时,也有可能伤及无辜,造成一系列副作用。

(1)胃肠道反应:如食欲不振、恶心、呕吐、腹痛及腹泻。

(2)骨髓抑制:可致白细胞及血小板减少。

(3)神经毒性:表现为感觉异常,末梢和外周感觉迟钝、麻木甚至疼痛,寒冷可诱发加重。

（4）肝毒性：转氨酶、胆红素水平升高，肝窦损伤，脂肪性肝炎等。

（5）其他：肾毒性，心肌毒性，脱发，皮肤色素沉着，过敏反应如皮疹、荨麻疹，乙酰胆碱综合征，局部静脉炎等。

当机体出现以上副作用时，如果症状没有缓解并加重，应积极到医院进行进一步对症处理。

放化疗期间饮食

众所周知，放化疗在肿瘤治疗中起着至关重要的作用，但是它同时也是一种"伤敌一千自损八百"，尤其对消化功能有很多副作用的方法，因此放化疗期间的饮食调理不可小觑。

大肠癌患者在放化疗期间总的饮食原则是清洁、清淡、不油腻，食谱要丰富多样，富含蛋白质、维生素和微量元素，达到营养全面的标准。在放化疗不同阶段饮食搭配有着不同的要求。

1. 化疗前

第一，要做到均衡饮食，每日饮食包含鱼禽畜肉蛋类、奶及豆制品、米饭面食类、蔬菜水果、油脂五大类，可少食多餐。

第二，多食用低脂、高蛋白、高维生素的食物，如鱼肉、豆腐、新鲜蔬菜。

2.化疗过程中

第一，应选择清淡细软较易消化的食物种类。

第二，如果治疗过程中恶心、呕吐等不良反应较为明显，饮食应该以半流质为主，如菜粥、鸡蛋羹等，特殊情况下可通过口服补充特殊医用配方食品从而达到补充营养的目的。

3.化疗结束后

第一，要养成健康饮食的习惯，可食用大量蔬菜水果，增加膳食纤维的补充，少食油脂及含糖食物。

第二，要定期监测体重，进行营养评估。

此外，可根据患者化疗后的反应进行针对性的处理，如果有恶心、呕吐，建议其少量多餐，不给胃肠道增加负担，同时少食辛辣刺激、肥腻厚重的食物；有便秘的患者，建议其多食用润肠通便类食物；有腹泻的患者，应避免食用促进肠蠕动的食物，如香蕉、果汁。

总之，放化疗期间对患者进行良好的营养干预支持治疗，对患者的身心健康有着极大的好处。

化疗前
补充营养

化疗中
减少不良反应

化疗后
预防营养不良

术后篇

术后复查

为什么要术后复查？复查哪些内容？

大肠癌手术治疗可以消灭肉眼可见的肿瘤，但仍可能有少数漏网的肿瘤细胞存在于患者体内，或者某些部位甚至可能已经潜藏着未被发现的微小转移灶，这也是部分大肠癌患者术后 2 年内癌症容易复发、转移的重要原因。术后必要的定期随访复查有助于尽早发现这些复发病灶和转移灶，做到早发现、早治疗，也有助于医生了解患者的疾病缓解情况和身体恢复情况。

术后复查的时间，一般手术出院后前 3 年每 3 个月复查一次，3～5 年每半年复查一次，5 年后可以每年复查一次。

术后复查内容主要包括体格检查、直肠指检、血液肿瘤标志物检测，肠镜检查，肺部、腹部和盆腔 CT 检查，盆腔 MRI 检查等，根据具体情况选择不同的检查项目。

总之，大肠癌患者与肿瘤的抗争可能是终生的，术后复查也应伴随终生，需要高度重视术后复查工作，每次复查医生会根据患者的具体情况调整检查项目，以尽可能早发现异常，早诊断、早治疗，最大限度地延长患者生存期。

术后多久可以做肠镜检查?

大肠癌术后肠镜检查可用于检查吻合口情况及进行术后随访，无肠镜禁忌证便可进行肠镜检查，通常术后 1 年内行肠镜检查，如有异常，1 年内复查；如未见息肉，3 年内复查；然后每 5 年复查 1 次，随诊检查出现的大肠腺瘤均推荐切除。如果术前肠镜未完成全结肠检查，建议术后 3 ~ 6 个月行肠镜检查。肠镜检查的禁忌证如下所示。

绝对禁忌证	休克、严重心肺功能不全、急性腹膜炎、腹主动脉瘤、肠穿孔等
相对禁忌证	1.腹腔内广泛粘连及各种原因导致肠腔狭窄、妊娠、肝硬化腹腔积液、慢性盆腔炎、肠系膜炎症、肠管高度异常屈曲及肿瘤晚期伴有腹腔内广泛转移 2.重症溃疡性结肠炎，多发性结肠憩室

相对禁忌证	3.曾行腹腔尤其盆腔手术、曾患腹膜炎以及有腹部放疗史
	4.体弱，高龄，以及有严重的心脑血管疾病、对检查不能耐受
	5.肛门、直肠有严重化脓性炎症或疼痛性病灶，如肛周脓肿、肛裂等
	6.小儿及精神障碍或不能合作者不宜施行检查；妇女月经期一般不宜进行检查

肿瘤复发症状，复发后如何治疗?

肿瘤复发早期可无明显症状，病情发展到一定程度可能出现以下症状。

（1）排便习惯改变（便秘、腹泻等）。

（2）粪便性状改变（变细、血便、黏液便等）。

（3）腹痛或腹部不适。

（4）腹部肿块。

（5）肠梗阻。

（6）贫血及全身症状：如消瘦、乏力、低热等。

肿瘤发展到晚期可侵犯不同部位并有不同症状，

如侵犯骶前神经可出现骶尾部剧烈持续性疼痛；侵犯前列腺、膀胱可出现尿频、尿痛、血尿。晚期出现肝转移时可有腹腔积液、肝大、黄疸、贫血、消瘦、水肿等。术后若出现这些症状，患者应警惕复发风险，及时复查。

如果术后发现出现肿瘤复发，应积极配合医生，根据患者和病变的具体情况评估。对于可切除或潜在可切除肿瘤，争取手术治疗，并与术前放化疗、术中放疗、辅助放化疗等结合使用；对于不可切除的肿瘤，建议行放疗与化疗结合的综合治疗。

什么是术后随访计划？怎么开展术后随访？

术后随访计划是指医疗单位对曾在其医院进行过手术的患者以电话或其他的方式进行联系，定期了解患者病情变化并指导患者康复的一种方法，是医疗单位根据医疗、科研、教学的需要，与手术后的患者保持联系或要求患者定期来医院复查，从而对患者的疾病疗效、发展状况继续进行追踪观察所做的工作，简单地说，就是在手术后，对患者继续进行追踪、查访。

术后随访有多种形式，包括相关医护人员进行电话调查，患者在门诊进行复查，或者通过微信、QQ等进行线上调查。通过术后随访，医护人员主要想了解患者身体状况、治疗情况及复查结果。这些资料有助于医生了解患者手术后疾病是否复发转移，以及有无并发症，有利于患者身体恢复及出现复发转移后的早期指导和治疗。

术后随访计划是医疗单位和患者双方达成双赢的利器。它的内容包括两个方面，一是医疗单位对患者认真负责，积极对术后患者随访、追踪，并记录好患者的原始病案资料和随访复查资料，二是患者能够依照医嘱及时复查，身体有所不适时应及时就诊或咨询医生，并能够与随访的医护人员沟通交流。

术后随访一方面有利于患者身体健康的恢复并对患者的定期复查及自身健康监控起到指导作用，有助于预防可能出现的风险如并发症及肿瘤复发等，这也是医疗单位对患者人文关怀的一部分。另一方面，通过对患者进行随访，可以评估医疗方案的治疗效果，进而可以提高医院的医疗服务水平，提高医护人员的诊疗水平，同时也有利于医学科研工作的开展以及促进人类卫生健康事业的发展，在某种程度上可以说是功在当代，利在千秋。

中药调理

中医治疗的基本原则之一是辨证论治，注重整体观念。不同的疾病可能表现为同一证型，而同一疾病也可能表现为不同的证型。中医是根据不同的证型来对疾病进行诊治的。

中医常用的治疗方法包括扶正和祛邪两个方面。扶正以祛邪，祛邪以安正，扶正治法包括健脾益气、补肾益精、滋阴补血、养阴生津等；祛邪治法包括理气行滞、活血化瘀、清热解毒、以毒攻毒等。扶正方能达到祛邪的目的，祛邪也是为了正气恢复，故祛邪务必时时顾护正气，从而邪去正安，病情好转。现代研究认为肿瘤表现为增殖和分化的失调，这也是扶正和祛邪失衡的一种表现。

肠道肿瘤化疗中及化疗后的证候特点多为气血亏虚、肾阳亏虚、脾失运化、胃气上逆。中药治疗可改善症状，增强机体的抗病能力，减少放疗、化疗的副作用，有些中药还有直接抗癌作用。用药时可辨证、辨病兼顾，并加入清热解毒、活血攻坚、滋阴养血、调补脾胃等药物。根据化疗过程中患者的症状表现可将每周期的化疗分为前期和后期。前期宜补益气血、健脾温肾，以扶助正气，提高机体免疫力。后期宜健脾益气、温肾助阳、降逆止呕，以扶正固本，减轻消化道反应。

案例介绍篇

　　现在很多人一提到癌症，就会退避三舍，产生恐惧心理，而这种心理来源于很多流言，比如：癌症就是绝症，难以治愈；癌症一旦查出来很有可能就算倾家荡产也救不活；如果查出癌症晚期，最好不要去医院，治了也没用……事实上，这些想法太过片面，并且很有可能延误病情，从而耽误疾病治疗的最佳时间。以下真实案例的分享或许能让广大病友更好地了解大肠癌这一疾病。（出于隐私保护，部分人名为化名）

直肠癌病例分享

案例一：和妈妈的抗癌之路

从恐惧到坦然接受

叶晨正上班的时候妈妈的电话打来，说最近粪便总带有血，以前是鲜血，以为是痔疮，一直没放在心上，这次里面还混了黏液，自己有点害怕，所以赶紧打电话过来问问他严不严重。叶晨心里咯噔一下，预感到可能事情不太好，先安慰了一下妈妈，随后赶紧请假订票连夜回家。第二天，他和妈妈一起去县城医院就诊，医生让妈妈去查了肿瘤标志物和腹部 CT。下午 2 点最先出肿瘤标志物的结果。这段时间，是叶晨度过的最漫长的时间，他边等边祈祷，希望厄运不会落在他们头上，表面还要装作很轻松的样子安慰妈妈肯定没事。化验单拿到以后，提示 CEA 增高。医生很严肃地说，怀疑结果不太理想。叶晨表面强装镇定，心里却五味杂陈。妈妈一辈子不舍得吃穿，勤勤恳恳供子女读书长大，这些年好不容易日子过得好一些，还没把妈妈接到大城市里来享受生活，怎么这么善良的妈妈就遇上了这种事情？这个时候妈妈已经红了眼眶。叶晨以前总觉得妈妈是超人，不管风吹雨打都可以依靠，什么事情都可以解决，现在才发现妈妈也只是一个柔柔弱弱的人，是一个也会哭也会不知所措的人。叶晨强忍住泪水，对妈妈说："还没做检查，就算真的是个不好的结果，兵来将挡水来土掩，没有什么在怕的。"这也算是安慰自己吧。后来叶晨回想起来，妈妈其实早有症状出现。早前妈妈常说便秘，有时候粪便干结还会带血，一直以为是痔疮，以为多吃蔬菜、多喝水就没事了。近几年，妈妈越发容易疲乏、消瘦，一直以为是上了年纪的原因，谁成想事情竟然发展到了这么严重的地步。要是自己早点重视妈妈的体检，重视这些细微的变化，事情也就不会发展到这一步。当天下午 CT 检查结果出来以后，医生建议行肠镜检查取部分组织做病理检查。2 天以后去医院取结果，医生说病理提示直肠癌，建议去上级医院复诊行手术治疗。这个时候已经来不及伤春悲秋了，叶晨暗下决心，哪怕抓住一丝丝希望，也要与癌症抗争到底！

绝症不绝望

经过连续几日的奔波、检查，妈妈终于住进了市级三甲医院，专家开始评估手术方案，看看肿瘤距离肛门的远近，来决定能否保肛。肠镜检查显示肿瘤距离肛门有 5 cm，医生告诉叶晨这刚好是决定能否进行保肛手术的临界值，保肛与否需要根据肿瘤的浸润程度来决定。叶晨知道，命肯定比一个肛门要重要得多，但是妈妈脸皮薄，肯定不愿意下半辈子挂一个造口袋生活。这个时候，专家给出了一个新的治疗方案：先行术前新辅助治疗，等肿瘤缩小到一定程度，保肛的概率就会更大一些，后续生活质量也会更好。而且经过这种治疗，有15%～20%的患者会出现肿瘤临床完全消除，甚至可以避免手术，后续进行密切随访即可，即"等待观察策略"。叶晨与妈妈进行耐心的沟通后，决定听从医生的建议行术前新辅助治疗。已经到这一步了，没有更坏的结果，何不试一试？

上天一定是有眷顾的。叶晨妈妈的身体对新辅助治疗很敏感，做完治疗后，直肠指检、肠镜检查、CT检查均显示肿瘤得到了完全的消退。然而后期仍然不可掉以轻心，医生说术后前 2 年是复发的高危期，需要定期进行复查，密切随诊，一旦发现复发就可以及早把癌细胞扼杀在摇篮里。如今已经是发现直肠癌后的第5年，叶晨妈妈定期复查，结果良好，已经和叶晨共同生活在他居住的城市了。

我们总说时间还多，把所有事情都排在家人前面，殊不知，家人是我们最应该温柔对待和耐心陪伴的人，别让疾病跑赢时间，别让遗憾代替原本属于自己的幸福。

案例二：滚蛋吧，肿瘤君

癌症并非偶然

一天，我照例给直肠癌患者打随访电话，询问近期情况如何、有无复查等，几十个电话以后，听筒对面突然传来一个年轻的声音："李医生，我最近排便正常，没有感觉其他不舒服……"我就知道，一定是小花，是24岁不幸患上直肠癌却能勇敢打败疾病的那个小花。小花是我刚进胃肠外科不久遇到的第一个年轻患者，同病房的大多是上了年纪的阿姨。有的人会疑惑，直肠癌这种疾病好发于中老年人，为什么会发生在一个正值大好青春年华的小姑娘身上？其实原因有二，一是小花的父亲和大伯都是直肠癌患者，有一定的家族遗传性，二是小花长期不注意饮食、睡眠习惯，好食油炸类食物，几乎是天天不离，而且不爱吃蔬菜，自然胃肠运动就会变差，也为患病埋下了隐患。幸好家人及早意识到了直肠癌的家族遗传因素，定期带小花来医院检查，这才提早发现了作恶的元凶。

微小生命带来的巨大勇气

刚入院的时候，小花情绪还很低落，不与人说话，为了缓解她的情绪，我把刚买的一缸鱼放在靠近她病床的窗台上，喂养的任务自然也交给她。后来小花跟我说，当时她看到这些小鱼每天游来游去充满了生机，就觉得自己也是有希望的，才 20 多岁，有什么不能面对！还有大好时光，可不能因为这个"怪物"而被打趴下！小花入院的第 3 天，在接受了一系列检查评估后，由于肿瘤距离肛门较远，医生决定行腹腔镜下直肠癌根治术。手术室里医生和"肿瘤君"争分夺秒，手术室外小花的家人焦急地等待，用最质朴的方式祈祷，希望小花躲过这一劫。手术室到等候区不过隔了几扇门，那一刻却仿佛隔了很远的距离。三个多小时过去，小花的手术结束了，整个过程还算顺利。刚做完手术的小花极度虚弱，只能喝米汤，我还担心窗台上的鱼会不会饿死。第三天我和主任去查房的时候，却看见小花已经站起来了，虽然身上插着管子，举步维艰，但是我却觉得勇敢的她比我见到的任何人都要好看，而鱼缸里的鱼儿也游得特别畅快。

　　手术结束并不意味着完全康复，小花还要进一步行术后化疗。心慌、呕吐、脱发这些并发症，就像打游戏时遇到的怪物一样，一个接一个蹦出来耀武扬威。所幸直肠癌化疗的脱发并没有太严重，小花还开玩笑道："又可以省下假发钱了，本来还准备买几顶假发凹造型呢！"化疗结束后，所有的治疗告一段落，一个年轻的生命终于又可以健健康康地继续生活下去了。然而复查是常态化的，庆幸的是小花一直坚持下来了，并且打倒了"肿瘤君"。除了这道难关，往后小花可能还会遇到很多困难，但我相信她会一关一关地闯，让青春大放异彩。

结肠癌病例分享

案例一：我们还要一起过父亲节

被忽视的肿瘤

林林的父亲半个月前突然腹泻、冒冷汗，去医院挂急诊，诊断为急性肠炎。医生开了输液，此外还建议行结肠镜检查做个排除。由于疫情期间，医院做肠镜检查需要预约以及做核酸检测等，林林的父亲觉得麻烦便直接回家了，心里还疑惑：一个小小的肠胃炎需要做肠镜检查吗？2个月后，林林的父亲打电话告诉林林他最近排便频繁，下腹胀痛，有时候粪便还有暗红色血液和黏液。林林明白此时不只是肠胃炎那么简单了，不能再拖！肠镜检查做完后的第三天，医生说检查报告下来了，显示左半结肠癌。这个结果犹如当头一棒，让林林和他的家人缓不过神来。作为子女，要是早点注意到父亲身体出了问题，定期体检，疾病起码不会进展得太严重。

虽然内心十分痛苦，但林林知道，此刻自己是家里的顶梁柱，自己一定不能倒下。确诊以后，林林带父亲来到省级三甲医院，准备接受手术治疗。由于新型冠状病毒肺炎疫情影响，医院不能留陪，60岁的父亲一个人在病房奔波，而林林只能住在医院附近的酒店，随时做好后勤保障。入院第三天，林林父亲进行了手术。因为担心父亲沮丧，林林在送饭的时候留了一张便签，在上面写着："好好配合医生治疗，等你出院我还要给你过父亲节呢！"

陪伴即良药

　　林林父亲手术后恢复良好，随着疫情缓解，林林也可以定时去医院陪伴父亲了。以前逢年过节回家林林很少跟父亲说话，现在意外多了陪伴的时间，林林反而发现父亲有很多话跟自己说，是自己在外东奔西跑，疏忽了作为子女的责任。林林跟着医生学习更换造口袋，每天换着花样做汤，注重保暖，宁热勿冷，保障父亲的术后恢复。在林林的精心照顾下，林林父亲没有出现其他并发症，术后10天所有指标恢复正常，可以出院。术后1个月复诊，口服化疗药物6个月，放疗25次。术后每3个月复诊一次，包括血常规、CT、MRI和肠镜检查等。林林很佩服父亲，尽管腹部的伤疤提醒着这个疾病曾存在过，但林林父亲的心态一直很好，完全看不出是癌症患者。现在林林的任务就是好好陪在父亲身边，做好复查，让癌细胞不再卷土重来！

案例二：靶向治疗——对抗癌症的一条捷径

科里最近来的一位新患者让陈医生犯了难——局部中晚期右半结肠癌合并肝脏、十二指肠转移。一方面，这种手术切除范围广泛，另一方面，如果做完这么大的手术后，患者又出现其他部位的转移怎么办？术后并发症多，不耐受怎么办？经过专家会诊，陈医生决定对患者先行术前新辅助放化疗降低肿瘤分期，再根据后续决定进一步治疗方案。3 个月的化疗结束后，复查 CT 提示肿瘤较前有缩小，但效果并不显著。进一步行基因检测，结果显示 MSI-H、KRAS 基因突变。根据指南推荐及查阅大量文献资料、多学科会诊后，陈医生决定对患者行术前靶向治疗，争取进一步缩小手术范围以改善患者预后。那什么是靶向治疗呢？如果将恶性肿瘤比作一把锁，靶向治疗就像是专属的钥匙，而基因检测是寻找这把钥匙最有效的方式。然而并不是所有人都适合靶向治疗，只有像这种有基因特定状态的患者原则上经过评估后是可以使用靶向药物进行治疗的。万幸的是，三个周期的靶向治疗后，该患者 CT 检查结果显示肿瘤明显缩小。此时行右半结肠切除术＋十二指肠部分切除术＋右肝部分切除术，避免了联合重要器官切除术，缩小了手术范围，使患者的生活显著获益。

　　然而肿瘤的治疗仍然是一个复杂的过程，靶向治疗对其他患者能否适用？如果出现耐药性如何解决？未来能否取得总生存期的延长？术后患者还需要进一步化疗吗？在危害患者健康以及降低复发率这个点上该如何平衡？这些问题还需要大量的临床研究来探索，以及大量的循证医学证据提供支持。不仅是陈医生这个治疗团队，千千万万名临床科研工作者都需要对不同的患者进行个体化考量，针对不同患者制订最佳方案，从而使患者获益最大化。

大肠癌的遗传病例分享

2020 年，美国漫威电影《黑豹》的男主角查德维克·博斯曼被结肠癌夺去生命的噩耗传来，全球影迷难以接受。一时间，"肠道健康"成为大众最为关注的热门话题。武汉协和医院胃肠外科专家表示，其实大肠癌离我们很近，该院每年大肠癌手术量超过 1000 例，但值得关注的是，由于该病起始症状隐匿，很多患者确诊时已到中晚期。专家呼吁，在改变不良生活习惯的同时，及时行大肠癌筛查也很有必要，尤其是合并大肠癌家族史的高危人群，科学筛查是预防大肠癌的关键。(本案例转自《楚天都市报》)

案例：打败"黑豹"的大肠癌，正在袭击越来越多的年轻人

男子腹泻竟揪出家族遗传性肠癌

26 岁的汪先生家住汉口，在一家外企工作。2020

年6月底，他偶尔有些拉肚子，以为是自己贪凉吃多了冰食，加重了肠胃负担，一直没太在意。可一连难受了十几天，汪先生吃了药也没见好转，反而症状在加重。除偶有腹痛外，汪先生腹泻次数明显增多，有时一天要跑十几趟厕所。为此，汪先生的工作也受到了影响，他不敢出外勤，生怕半路突然要找厕所。

直到7月中旬，汪先生发现粪便有血丝，这才警觉起来，赶紧到武汉协和医院就诊。在胃肠外科，医生根据症状行结肠镜检查，发现汪先生的结肠里有很多息肉。这很可能就是汪先生腹泻、便血的"元凶"。

汪先生担心，这些息肉会不会恶变，发展成结肠癌？他说，自己的父亲年轻时曾做过肠镜检查，同样也在结肠里发现了很多息肉，最终恶化成结肠癌，45岁时便早早离开人世。而他的祖母也是在40岁时去世，也与肠道疾病有关。

凭借丰富的临床经验，胃肠外科王征教授推测，汪先生极有可能有家族遗传性大肠癌的发病风险。胃肠外科主任陶凯雄教授、王征教授及张鹏副教授团队，通过腹腔镜为汪先生微创切除了全结直肠，肠管上密密麻麻布满了米粒大小的息肉，无法计数。

术后行病理、基因检测，确定汪先生为家族性腺瘤性息肉病伴高级别上皮内瘤变。"如果不及时手术切除，最终将发展成大肠癌。"陶凯雄教授说。这种息肉恶变的可能性极大，且有家族遗传性，今后汪先生的子女在适龄也应定期进行肠镜检查，必要时做基因检测，早发现、早治疗。

大肠癌年轻化趋势明显

"结肠癌、直肠癌统称为大肠癌，近年来发病率有逐年上升的趋势。"武汉协和医院胃肠外科王征教授说。国家癌症中心恶性肿瘤流行情况的分析报告显示，大肠癌的发病率和死亡率分别位居我国恶性肿瘤第 3 位及第 5 位。

湖北省是大肠癌高发地区。据湖北省最新发布的全省肿瘤登记数据，湖北省大肠癌的发病率、死亡率排名均位居第四位。值得注意的是，在 65 岁以上的女性中，大肠癌的发病率上升至第二位，紧跟肺癌之后。

王征教授表示，在武汉协和医院胃肠外科，每年大肠癌手术已超过 1000 例，发病年龄以 50 岁以上居多，但不可忽视的是，50 岁及以下的年轻患者逐年增多，甚至有患者不到 30 岁就确诊了大肠癌。由于该病早期症状隐匿，大部分患者确诊时已到中晚期。

"事实上，大肠癌在一定程度上与家族性遗传基因相关。"王征教授说，"据统计，我国大肠癌患者约 1/3 与遗传有关，5% ～ 6% 的患者被确诊为遗传性大肠癌。像汪先生这样的家族性腺瘤性息肉病，也是遗传性大肠癌中的一种，其后代患上遗传性大肠癌的可能性非常大。这部分基因检测阳性人群，建议从 10 ～ 15 岁开始，每年进行一次肠镜筛查，一旦发现息肉，建议立即外科治疗；未行基因检测的人群，建议从 10 ～ 15 岁开始，每年进行一次肠镜检查，直至 24 岁，若期间未发现腺瘤，则肠镜检查间隔时间可适当延长（24 ～ 34 岁每 2 年进行一次肠镜检查，35 ～ 44 岁每 3 年进行一次肠镜检查，超过 44 岁者每 3 ～ 5 年进行一次肠镜检查）。"

为了打破禁锢家族的致癌"魔咒"，陶凯雄教授、王征教授组建了遗传性大肠癌诊治团队，在湖北省率先开展筛查、诊治及患者家属随访，很多遗传性大肠癌的"隐形"患者、致病基因携带者被发现，并在疾病初期进行了干预手术，大大降低了患癌风险。

警惕大肠癌，从科学筛查开始

陶凯雄教授表示，随着医学发展，虽然大肠癌的致病原因尚无定论，但越来越多的研究指向其发生与不良的生活、饮食习惯有关。与遗传和基因这些无法改变的因素相比，坚持良好的生活、饮食习惯，对预防大肠癌有积极作用。

饮食上越来越精细化，日常膳食纤维摄入低，红肉摄入过多（尤其是二次加工后的红肉食品），高油脂、高胆固醇类的食物摄入过多，已被一些研究证实与大肠癌的发病有关联。

从防治来说，肠镜检查是大肠癌早期筛查最有效的手段。陶凯雄教授表示，肠癌的发生要经过息肉（管状、绒毛状腺瘤）→瘤变→癌变→进展期癌等过程。从息肉到瘤变，这个癌前病变的过程大多达 10 年。也就是说，有 10 年的时间去发现问题，10 年内如果做肠镜检查发现息肉，就可以预防性切除，而不是等到癌变再去手术治疗。如果出现了淋巴结转移，治疗难度很大，5 年生存率大幅降低。

专家建议，随着大肠癌发病的年轻化，45 岁开始就可每隔 3～5 年做一次肠镜检查。对于有大肠癌家族史的人，筛查节点建议比家族中最低发病年龄小 5 岁，有条件者可及早就诊进行遗传性大肠癌专病咨询。此外，有不良生活、饮食习惯的人也建议早期开始筛查，以更早发现细微的癌前病变。

主要参考文献

[1] Bray F，Ferlay J，Soerjomataram I，et al. Global cancer statistics 2018：GLOBOCAN estimates of incidence and mortality worldwide for 36 cancers in 185 countries[J].CA Cancer J Clin，2018，68（6）：394-424.

[2] 郑荣寿，孙可欣，张思维，等. 2015年中国恶性肿瘤流行情况分析[J]. 中华肿瘤杂志,2019,41（1）：19-28.

[3] Zhang J，Cao H，Zhang B，et al. Berberine potently attenuates intestinal polyps growth in ApcMin mice and familial adenomatous polyposis patients through inhibition of Wnt signalling[J]. J Cell Mol Med，2013，17（11）：1484-1493.

[4] Allemani C，Matsuda T，Di Carlo V，et al. Global surveillance of trends in cancer survival 2000—14（CONCORD-3）：analysis of individual records for 37513025 patients diagnosed with one of 18 cancers

大肠癌防治专家解读

from 322 population-based registries in 71 countries[J]. Lancet, 2018, 391（10125）: 1023-1075.

[5] Li N, Kang Q, Yang L, et al. Clinical characterization and mutation spectrum in patients with familial adenomatous polyposis in China[J]. J Gastroenterol Hepatol, 2019, 34（9）: 1497-1503.

[6] Hubbard J M, Grothey A. Adolescent and young adult colorectal cancer[J]. J Natl Compr Canc Netw, 2013, 11（10）: 1219-1225.

[7] Sahara K, Yamada R, Fujiwara T, et al. Idiopathic myointimal hyperplasia of mesenteric veins : rare case of ischemic colitis mimicking inflammatory bowel disease[J]. Dig Endosc, 2015, 27（7）: 768-771.

[8] 陈孝平, 汪建平. 外科学 [M]. 8 版. 北京: 人民卫生出版社, 2014.

[9] Betge J, Pollheimer M J, Lindtner R A, et al. Intramural and extramural vascular invasion in colorectal cancer[J]. Cancer, 2012, 118（3）: 628-638.

[10] Hazebroek E J, Color Study Group. COLOR : a randomized clinical trial comparing laparoscopic and

open resection for colon cancer[J]. Surg Endosc, 2002, 16（6）: 949-953.

[11] Jayne D G, Guillou P J, Thorpe H, et al. Randomized trial of laparoscopic-assisted resection of colorectal carcinoma : 3-year results of the UK MRC CLASICC Trial Group[J]. J Clin Oncol, 2007, 25（21）: 3061-3068.

[12] Albers D, Toermer T, Charton J P, et al. Endoscopic therapy for infected pancreatic necrosis using fully covered self-expandable metal stents : combination of transluminal necrosectomy, transluminal and percutaneous drainage[J]. Z Gastroenterol, 2016, 54（1）: 26-30.

[13] 张相春，王延磊，晏伟，等 . 纳米碳淋巴示踪剂在腹腔镜结直肠癌手术中的应用探讨 [J] . 中华医学杂志，2015，95（32）: 2612-2615.

[14] 王吉甫 . 胃肠外科学 [M]. 北京 : 人民卫生出版社，2000.

[15] 谢伟萍，王欣然，韩斌如 . 经皮内窥镜引导下胃 / 肠造口术后常见并发症的护理进展 [J]. 中华现代护理杂志，2009，15（22）: 2140-2142.

[16] 王春美，王晓敏. 永久性结肠造口的护理进展 [J]. 中国实用护理杂志，2009，25（5）：72-74.

[17] 中国结直肠癌诊疗规范（2017 版）专家组. 中国结直肠癌诊疗规范（2017 版）主要更新概要 [J]. 中华胃肠外科杂志，2018，21（1）：90-91.

[18] Litvka A，Cercek A，Segal N，et al. False-positive elevations of carcinoembryonic antigen in patients with a history of resected colorectal cancer[J]. J Natl Compr Canc Netw，2014，12（6）：907-913.

[19] Bertelsen C A，Neuenschwander A U，Jansen J E，et al. Disease-free survival after complete mesocolic excision compared with conventional colon cancer surgery：a retrospective，population-based study[J]. Lancet Oncol，2015，16（2）：161-168.

[20] 季加孚，范彪，步召德. 精准医学在胃肠肿瘤外科中的内涵与临床实践 [J]. 中华普外科手术学杂志（电子版），2016，10（3）：185-188.

[21] Shida D，Tagawa K，Inada K，et al. Enhanced recovery after surgery（ERAS）protocols for colorectal cancer in Japan[J]. BMC Surg，2015，15：90.

[22] Ciombor K K，Goldberg R M. Primary tumor sidedness

as prognostic and predictive biomarker in metastatic colorectal cancer : further validation of a potentially practice-changing variable[J]. JAMA Oncol, 2017, 3 (2): 165-166.

[23] Tejpar S, Stintzing S, Ciardiello F, et al. Prognostic and predictive relevance of primary tumor location in patients with RAS wild-type metastatic colorectal cancer : retrospective analyses of the CRYSTAL and FIRE-3 Trials[J]. JAMA Oncol, 2016, 3 (2): 194-201.

[24] Le D T, Uram J N, Wang H, et al. PD-1 blockade in tumors with mismatch-repair deficiency[J]. N Engl J Med, 2015, 372 (26): 2509-2520.

[25] Kothari N, Kim R, Jorissen R N, et al. Impact of regular aspirin use on overall and cancer-specific survival in patients with colorectal cancer harboring a PIK3CA mutation[J]. Acta Oncol, 2015, 54 (4): 487-492.

[26] Liao X, Lochhead P, Nishihara R, et al. Aspirin use, tumor PIK3CA mutation, and colorectal cancer survival[J]. N Engl J Med, 2012, 367 (17): 1596-

1606.

[27] Heald R J, Husband E M, Ryall R D. The mesorectum in rectal cancer surgery—the clue to pelvic recurrence[J]. Br J Surg, 1982, 69 (10): 613–616.

[28] Chand M, Heald R J, Parvaiz A. Robotic total mesorectal excision—precision surgery with even more precise tools[J]. J R Soc Med, 2016, 109 (2): 78–79.

[29] Heald R J, Ryall R D. Recurrence and survival after total mesorectal excision for rectal cancer[J]. Lancet, 1986, 1 (8496): 1479–1482.

[30] Heald R J. A new solution to some old problems: transanal TME[J]. Tech Coloproctol, 2013, 17 (3): 257–258.

[31] Nelson H, Petrelli N, Carlin A, et al. Guidelines 2000 for colon and rectal cancer surgery[J]. J Nat Cancer Inst, 2001, 93 (8): 583–596.

[32] Kang D W, Kwak H D, Sung N S, et al. Oncologic outcomes in rectal cancer patients with a ≤ 1–cm distal resection margin [J]. Inter J Colorectal Dis, 2017, 32(3): 325–332.

[33] Bujko K, Rutkowski A, Chang G J, et al. Is the 1-cm rule of distal bowel resection margin in rectal cancer based on clinical evidence? A systematic review[J]. Ann Surg Oncol, 2012, 19（3）: 801-808.

[34] Rutkowski A, Bujko K, Nowacki M P, et al. Distal bowel surgical margin shorter than 1 cm after preoperative radiation for rectal cancer : is it safe?[J]. Ann Surg Oncol, 2008, 15（11）: 3124-3131.

[35] Miskovic D, Foster J, Agha A, et al. Standardization of laparoscopic total mesorectal excision for rectal cancer : a structured international expert consensus[J]. Ann Surg, 2015, 261（4）: 716-722.

[36] Stevenson A R, Solomon M J, Lumlely J W, et al. Effect of laparoscopic-assisted resection vs open resection on pathological outcomes in rectal cancer : the ALaCaRT randomized clinical trial[J]. JAMA, 2015, 314（13）: 1356-1363.

[37] Fleshman J, Branda M, Sargent D J, et al. Effect of laparoscopic-assisted resection vs open resection of stage Ⅱ or Ⅲ rectal cancer on pathological outcomes : the ACOSOG Z6051 randomized clinical trial[J].

JAMA, 2015, 314（13）: 1346-1355.

[38] Trastulli S, Farinella E, Cirocchi R, et al. Robotic resection compared with laparoscopic rectal resection for cancer : systematic review and meta-analysis of short-term outcome[J]. Colorectal Dis, 2012, 14（4）: e134-e156.

[39] Cho M S, Baek S J, Hur H, et al. Short and long-term outcomes of robotic versus laparoscopic total mesorectal excision for rectal cancer : a case-matched retrospective study[J]. Medicine（Baltimore）, 2015, 94（11）: e522.

[40] D'Annibale A, Pernazza G, Monsellato I, et al. Total mesorectal excision : a comparison of oncological and functional outcomes between robotic and laparoscopic surgery for rectal cancer[J]. Surg Endosc, 2013, 27（6）: 1887-1895.

[41] Habr-Gama A, São Julião G P, Perez R O. Nonoperative management of rectal cancer : identifying the ideal patients[J]. Hematol Oncol Clin North Am, 2015, 29（1）: 135-151.

[42] Das P, Minsky B D. A Watch-and-wait approach to

the management of rectal cancer[J]. Oncology(Williston Park), 2013, 27 (10): 962-968.

[43] Lehmann K, Rickenbacher A, Weber A, et al. Chemotherapy before liver resection of colorectal metastases :friend or foe?[J]. Ann Surg,2012,255 (2): 237-247.

[44] Ayez N, van der Stok E, de Wilt H, et al. Neo-adjuvant chemotherapy followed by surgery versus surgery alone in high-risk patients with resectable colorectal liver metastases : the CHARISMA randomized multicenter clinical trial[J]. BMC Cancer, 2015, 15 : 180.

[45] Nordliger B, Sorbye H, Glimelius B, et al. Perioperative FOLFOX4 chemotherapy and surgery versus surgery alone for resectable liver metastases from colorectal cancer (EORTC 40983): long-term results of a randomised, controlled, phase 3 trial[J]. Lancet Oncol, 2013, 14 (12): 1208-1215.

[46] Jones R P, Malik H Z, Fenwick S W, et al. Perioperative chemotherapy for resectable colorectal liver metastases : where now? [J]. Eur J Surg Oncol,

2013，39（8）：807-811.

[47] Juez I，Rubio C，Figueras J. Multidisciplinary approach of colorectal liver metastases[J]. Clin Transl Oncol，2011，13（10）：721-727.

[48] 高鹏翔. 中医学 [M]. 8 版. 北京：人民卫生出版社，2013.